topia

lie Katz

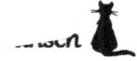

Sinnvolle Überlegungen vor der Anschaffung einer Katze

Schnurrtopia Teil 1 – Katzenwunsch
Sinnvolle Überlegungen vor der Anschaffung einer Katze
© Daniela Müller, 2019

Erscheinungsjahr: 2019

Fotos, wenn nicht anders ausgewiesen: Daniela Müller
Illustrationen: © Daniela Müller
Lektorat: Frank Brandenburger, Evi Zimmermann

3. Auflage, 2020

Bibliografische Information der Deutschen Nationalbibliothek: Die Deutsche Nationalbibliothek verzeichnet diese Publikation in der Deutschen Nationalbibliografie; detaillierte bibliografische Daten sind im Internet über dnb.dnb.de abrufbar.

Autor: Daniela Müller
www.schnurrtopia.de

Herstellung und Verlag:
BoD – Books on Demand, Norderstedt
ISBN 978-3-7431-3815-5

Für die Druckqualität des Buches und des Covers ist der Verlag verantwortlich.

Schnurrtopia

Alles für die Katz

Teil 1 – Katzenwunsch

Sinnvolle Überlegungen vor der Anschaffung einer Katze

Rechtliche Hinweise:

Inhalt

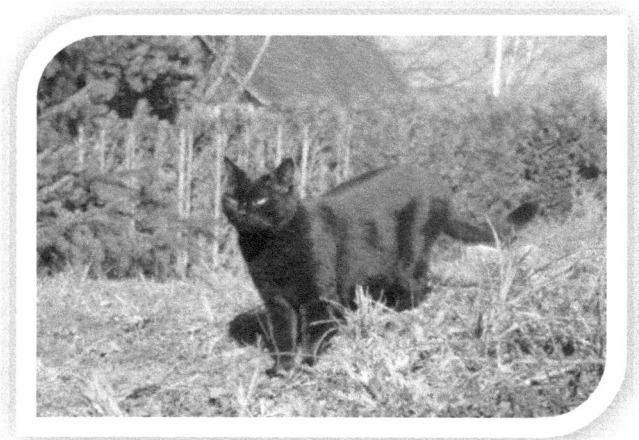

Über Schnurrtopia

In meinem Buch Projekt „Schnurrtopia – Alles für die Katz", bestehend aus mehreren Teilen, gebe ich Ihnen alle wichtigen Infos rund um die Katzenhaltung übersichtlich zur Hand. So können sich Ihre künftigen Mitbewohner rundum wohl bei Ihnen fühlen. Da dies bereits vor der Anschaffung oder der Adoption eines schnurrenden Fellbündels beginnt, ist dies auch Inhalt des ersten Teiles der Schnurrtopia-Reihe.

Ich stelle Ihnen in jedem Schnurrtopia Teil spezifische Themen vor. So können Sie wählen, welche Themen für Sie besonders interessant sind und welches der Schnurrtopia Angebote Sie nutzen möchten.

Enthalten sind die nötigsten und wichtigsten Informationen und Denkanstöße kompakt und übersichtlich, so dass Sie keine dicken Wälzer lesen müssen, um sich einen Überblick über Ihr gewünschtes Thema zu verschaffen.

Manche Themen der einzelnen Buch-Teile können sich ergänzen oder minimal überschneiden. Dies ist erforderlich, sollten manche Leser sich für nur einen bestimmten Teil der Reihe entscheiden.

Auch in den einzeln aufgeführten Punkten in jedem Teil kann es zu leichten Überschneidungen kommen, Sie werden merken, dass dies ebenfalls erforderlich ist. Viele Themen werden in anderen Teilen ausführlicher erörtert.

Die Punkte, die in der Schnurrtopia-Reihe zur Sprache kommen, habe ich sowohl aus eigenen und familiären Erfahrungen in der Tierhaltung als auch aus dem Erfahrungsschatz durch meine Arbeit im Tierheim. Ebenso kann ich durch meinen Beruf als professionelle Katzensitterin, durch meine Ausbildung als Katzenpsychologin, sowie die Absolvierung vieler Fortbildungen auf einen großen Erfahrungsschatz und Fachwissen im Umgang mit den Samtpfoten zurückgreifen.

Sie werden immer wieder mit einer Katze markierte Hinweise finden, die ich für besonders wertvoll erachte. Diese werden beispielsweise wie folgt gekennzeichnet:

🐾*Hinweis: In meinen Schnurrtopia Büchern werde ich der Einfachheit halber von „der Katze/Ihrer Katze" sprechen. Dies können sowohl eine weibliche Katze, als auch ein Kater – aber auch mehrere Katzen und/oder mehrere Kater sein.*

> **Hinweis:** Ich spreche meistens von Dosenöffnern und Katzenhaltern, denn „Besitzer" ist in meinen Augen immer etwas zwiegespalten zu betrachten. „Besitzen" wir ein anderes Lebewesen wirklich? Oder leben wir nicht vielmehr mit ihnen zusammen.

Nun beginnen wir mit dem Teil, der meiner Meinung nach viel zu wenig, wenn überhaupt, in der bisher zur Verfügung stehenden Literatur behandelt wird Der Teil, der meines Erachtens sehr wichtig ist, der Ihnen ans Herz legt, was Sie beachten sollten, bevor Sie sich eine Katze anschaffen. Viel Informationen und Freude mit:

Schnurrtopia. Alles für die Katz
Teil 1 – Katzenwunsch 🐱

Sinnvolle Überlegungen vor der Anschaffung einer Katze.

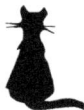

Einleitung

Sie überlegen, sich eine Katze anzuschaffen? Das ist super, doch sollte davor über einiges nachgedacht werden. Denn leider wird oftmals die Anschaffung einer Katze zu wenig differenziert betrachtet und geschieht in manchen Fällen sogar etwas voreilig. Die Katze ist trotz ihres eigenständigen Charakters ein anspruchsvolles Tier, welches oft missverstanden wird. In diesem Ratgeber – Schnurrtopia - Teil 1 Katzenwunsch – erhalten Sie notwendige und wichtige Informationen sowie Denkanstöße zur Anschaffung einer Katze kompakt und übersichtlich.

Nicht das Sie denken, ich möchte von der Katzenhaltung abraten. Im Gegenteil. Bitte verstehen Sie mich nicht falsch, es ist wunderschön mit einer Katze zusammen zu leben. Die Zeit mit einer Katze ist eine wundervolle Zeit mit vielen Glücks- und Lachmomenten und vielen Höhen. Ein Leben ohne Katze ist kein richtiges Leben, wenn man bereits mit einer Samtpfote einige Zeit verbracht hat. Doch auch Tiefen gehören zu solch einer Lebensgemeinschaft, und über diese meist eher unangenehmen Dinge wird im Vorfeld meiner Meinung nach viel zu wenig kommuniziert. Das sorgt dafür, dass viele Halter sich nicht darüber im Klaren sind, was auf sie zukommt und was sie vorab beachten sollten, bevor sie sich und das Tier ins kalte Wasser werfen oder ihnen im

Nachgang die nicht erwarteten hohen Kosten die Schuhe ausziehen.

Ist das Kind erst einmal in den Brunnen gefallen, können Sie sich mit hilfreichen Ratgebern in Buchform totschlagen. Mein Ziel ist, es am besten gar nicht erst so weit kommen zu lassen. Fangen wir also an, das Pferd von vorne aufzuzäumen, wie es sich gehört.

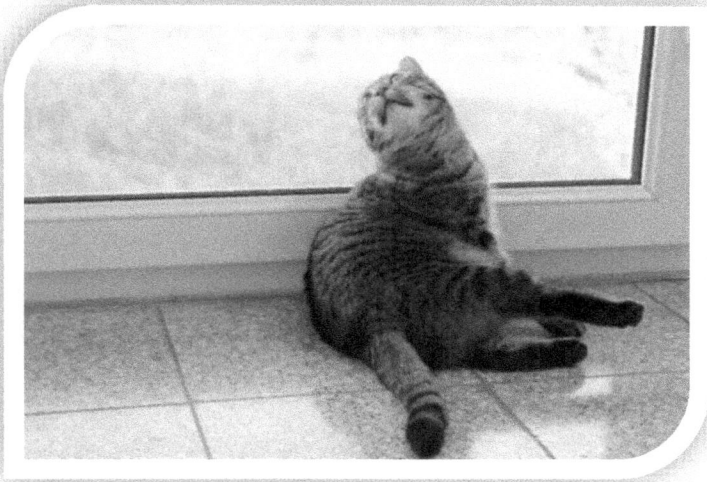

Beginnen wir damit, wie sich das Bild der Katzenhaltung fälschlicherweise durch die Generationen zieht.

Das bei vielen hartnäckige, typische von früher bis heute eingebrannte Bild einer Katze im Haushalt sieht wie folgt aus:

„Die Katzenhaltung – einfach und macht kaum Arbeit.

Eine Katze liegt ruhig vor dem Kamin oder dem Fenster, schläft fast nur und jagt sich ihr Essen selbst wenn sie Hunger hat. Ihren Toilettengang erledigt sie ebenso draußen, eine Toilette im Haus ist somit nicht nötig. Ab und an möchte sie ein Schälchen Milch, und streicheln lässt sie sich eh nur wenn sie möchte, denn sie ist störrisch. Eine Katze ist stressfrei zu halten, denn sie bellt nicht, sie ist anspruchsloser als andere Tiere und macht wenig Arbeit. Katzen sind so gut wie nie krank, denn sie jammern kaum. Die meisten Katzen spielen auch nicht, und wenn sie sich draußen verletzen, sind sie selbst schuld. Kastrieren ist gegen die Natur, also auch unnötig und verwerflich. Die Katze ist günstig im Unterhalt, denn ab und an eine Dose Futter und das bisschen Streu, wenn man dies überhaupt braucht, bekommt der

Halter ja inzwischen in jedem Supermarkt sehr preisgünstig. Die Katze ist eigenwillig, macht nur was sie will und ist dennoch stressfrei und unkompliziert, da man sich nicht um sie kümmern muss..."

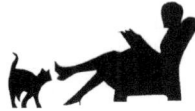

Stopp! Ganz so einfach ist es dann nun doch nicht, liebe Leser und Leserinnen. Zumindest in Anbetracht der heutigen Umstände.

Warum dies so nicht ist, sollten die nächsten Punkte veranschaulichen:

- Heute ist eine andere Zeit als damals. Es gibt immer weniger Bauernhöfe, auf denen die Katzen leben, um Mäuse zu fangen, welche dem Bauern ein Dorn im Auge sind.

- Milch wird von den meisten Katzen nicht vertragen (Dieses Thema wird in einem anderen Schnurrtopia Teil vertieft).

- Katzen leben nicht mehr ausschließlich als Freigänger bei uns Menschen.

🐾 Manche Katzen sind durch Überzüchtungen, falsche Züchtungen und Inzucht nicht mehr so robust und somit anfälliger für viele Krankheiten.

🐾 Die Gattung der Fellnasen ist glücklicherweise inzwischen mehr und besser erforscht, wir wissen mehr über die Natur und die Bedürfnisse der Katzen.

🐾 Es gibt nicht mehr die von der Natur vorgesehene, natürliche Menge an Katzen. Zuchten, besonders unangebrachte Wohnzimmerzuchten, das Nicht-Kastrieren von Freigängern, das Aussetzen der Tiere usw. sorgen weltweit für einen Katzenüberschuss. Auf einer Fläche, auf der früher eine Katze lebte, leben jetzt teilweise 20 Katzen oder mehr.

🐾 Es gibt viel mehr Müll, Chemie und weniger Habitat[1] durch die Spezies Mensch und dabei immer mehr Katzen, dadurch auch immer mehr Tiere mit übertragbaren Krankheiten usw. Übrigens: Nicht nur bei uns in Deutschland, auch in anderen Ländern herrscht diese Problematik.

Und dies sind nur einige Punkte. Doch um dieses Thema nicht zu sehr zu vertiefen: Gründe gibt es genug, warum es nicht mehr ist wie noch vor vielen Jahren, besonders in Bezug auf die Katzenhaltung. Eine Katze zu halten bedeutet heutzutage eben nicht mehr, nur einmal am Tag Futter und Milch hinzustellen, die Tür auf und zu zumachen und „gut ist".

Nachfolgend durchforsten wir einige Punkte, über die Sie nachdenken sollten, bevor Sie eine oder mehrere Katzen in Ihre Familie aufnehmen, um anschließendes Leid des Tieres sowie Ihrer Nerven zu vermeiden.

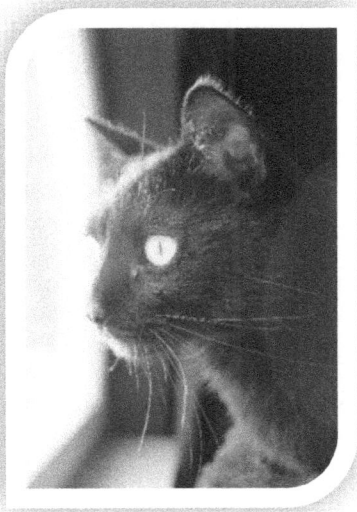

[1]**Habitat** = Lebensraum, charakteristischer Aufenthaltsbereich einer Tierart, durch spezifische abiotische und biotische Faktoren bestimmten Lebensraum

Sinnvolle Überlegungen vor der Anschaffung einer Katze

Betrachten wir nun die einzelnen Themen, die Sie sich in Ruhe durch den Kopf gehen lassen sollten bevor Sie sich entscheiden, eine oder mehrere Samtpfoten bei Ihnen aufzunehmen.

1. Katze erlaubt? 🐈

Sollten Sie in Miete wohnen, ist es unbedingt erforderlich, vor der Anschaffung mit dem Vermieter zu klären, ob die Haltung von Katzen in Ihrer Wohnung gestattet ist. Laut gesetzlicher Vorlagen bekommen Sie zwar immer wieder gesagt, Katzen zählen zu Kleintieren und diese müssen ohne Erlaubnis akzeptiert werden, doch möchten Sie unnötigen Ärger mit Ihrem Vermieter?

Es macht definitiv mehr Sinn für das friedliche Miteinander und auch das Zusammenleben mit anderen Mietern im Haus, wenn Sie Ihr neues Familienmitglied vorab offiziell „anmelden".

Was das mit den Nachbarn zu tun haben soll? Nicht nur der Vermieter ist von Ihrem Katzenhaushalt betroffen, wenn Sie in einem Mehrfamilienhaus wohnen. Hierzu mehr unter dem nächsten Punkt.

2. Katze im Haus akzeptiert? 🐈

Sie wohnen in einem Mehrfamilienhaus und Ihre Samtpfote soll Freigänger werden? Dann sollten Sie je nach den Gegebenheiten Ihrer Wohnung zusätzlich mit den Nachbarn sprechen. Katzen sind zwar Gewohnheitstiere und gewöhnen sich schnell an Ihre Heimkehrzeiten, doch gleichzeitig halten sie sich nicht automatisch an Ihre Ausgeh-Wünsche. Abgesehen davon, dass sich an Ihrem Tagesablauf durch Krankheit, Termine oder Verabredungen zeitlich etwas ändern kann, ist auch der Ablauf des Katzenalltags nicht immer zu 100% identisch. Sollte beispielsweise nicht das von der Katze gewünschte Wetter herrschen, oder sie einfach keine Lust mehr auf Jagen haben, ist es ihr egal, ob Sie erst in zwei Stunden von der Arbeit kommen. Die Katze möchte dann nach Hause, wenn sie nach Hause will und nicht, wann es in den Plan des Katzenhalters passt.

Dies kann problematisch werden, besonders, wenn sie zur Heimkehr durch ein Treppenhaus und/oder mehrere Türen muss und keinen jederzeit nutzbaren Zugang zu ihrem Zuhause, sprich Ihrer Wohnung im Haus, beispielsweise durch eine Katzenklappte, hat.

Eine Katze sitzt vor der Tür und fordert den Einlass, wann immer sie das möchte. Ihr ist dabei völlig egal, ob sie mit kläglichem Maunzen oder dem Kratzen an der Tür die Nachbarn nervt. Dem Fellbündel ist es in dem Moment gleichgültig, ob Sie zu Hause sind oder nicht. Wenn es gut läuft, kooperieren die Nachbarn und lassen Ihre Katze ins Haus, wenn sie am Eingang steht. Doch wenn Sie erst Stunden später nach Hause kommen, sitzt der Minitiger solange im Hausflur. Für solch einen Fall wäre eine zusätzliche Katzentoilette vor Ihrer Wohnungstür oder anderer geeigneter Stelle angebracht. Denn wenn Ihre Katze durch nette Nachbarn oder das schnelle Durchflutschen beim Türöffnen den Zugang zum Haus erlangt haben sollte, heißt es nicht, dass sie auch wieder hinauskommt, wenn sie es sich anders überlegt, oder wenn sie mal dringend muss.

Die ein oder andere Samtpfote verirrt sich bei dem krampfhaften Versuch, in ihr Zuhause zu gelangen, auch schon einmal auf einen fremden Balkon oder in eine fremde Wohnung - beispielsweise durch ein offenes Fenster - und klagt dann jämmerlich ihr Leid, wenn sie den Irrtum bemerkt. Wie oft werden Katzen in Garagen oder Kellern eingesperrt, in die sie unbemerkt huschen, wenn Nicht-Familienmitglieder im Haus umhergehen? Genug. Alle diese Möglichkeiten sollten Sie in Betracht ziehen und sollten mit den anderen Hausbewohnern besprochen werden. Nur so können unnötige Reiberein im Vorfeld vermieden, zumindest minimiert werden.

Wenn Sie nicht im Erdgeschoss wohnen und demnach keine Terrasse haben, fragen Sie auch vorab, bevor Sie eine Katzenleiter oder Ähnliches am Haus außen anbringen, oder eine Katzenklappe in eine Terrassen- oder Wohnungstür einbauen. Dies ist nicht unbedingt erlaubt oder gewünscht und kann leider unnötig Streiterei hervorrufen, wenn Sie ohne Erlaubnis handeln und/oder an die falschen Leute in der Nachbarschaft geraten, die sich dadurch gestört fühlen. Das Entfernen und Entsorgen Ihres Produktes durch solche Menschen ist dabei noch das kleinste Übel, schlimmstenfalls wird der Ärger an Ihrem Tier ausgelassen, so traurig dies ist. Heutzutage gibt es leider genug Tierhasser und sonstige Idioten, die kein Problem damit haben, nach Katzen zu treten, etwas zu werfen; sie einfach respektlos als Gegenstand, nicht als gleichwertiges Lebewesen anzusehen. Es ist ihnen dabei egal, dass das Tier daraus einen dauerhaften Schaden und dadurch resultierende Verhaltensauffälligkeiten erlangen kann.

Sollten Sie eben genannte „Menschen" in näherer Umgebung haben, wäre es die Überlegung wert, sich für eine reine Wohnungskatze zu entscheiden. Doch zu dieser Entscheidungsfrage später mehr.

3. Haben Sie eine Allergie? 🐈

Viele Menschen leiden unter den verschiedensten Allergien, darunter gibt es auch die Katzenallergie[1]. Ob Sie unter solch einer Allergie leiden, sollten Sie bitte unbedingt vor der Anschaffung eines Tieres prüfen, denn leider ist die Allergie ein sehr häufiger Abgabegrund und sollte wegen der Gefahr eines allergischen Asthmas[2] nicht unterschätzt werden.

Haben Sie keine Angst, es ist nicht immer ganz so schlimm, Sie müssen nicht sofort sterben, wenn Sie mit einer Katze in Kontakt kommen, auch wenn Sie unter einer Allergie leiden. Ich möchte dennoch auf alle Eventualitäten aufmerksam machen, denn vereinzeln gibt es Fälle, bei denen die Betroffenen sehr schwer unter den Symptomen zu leiden haben.

---

[1]**Katzenallergie** (Katzenhaarallergie) ist eine Überreaktion des Immunsystems auf bestimmte Eiweiße, die von Katzen abgegeben werden. Diese befinden sich vor allem im Speichel und Urin der Katze und gelangen von da aus in die Luft. Eine unbehandelte Katzenallergie kann im Extremfall zu Asthma bronchiale führen.

[2]Falls die Allergie gegen besagte Proteine aus den Katzenepithelien ignoriert wird, besteht die Gefahr eines **allergischen Asthmas**. Man geht davon aus, dass es bei jedem dritten unbehandelten Allergiker im Lauf der Zeit zu einem sogenannten „Etagenwechsel" kommt, bei dem sich zuerst eine Überempfindlichkeit der Bronchialschleimhaut einstellt, die in ein allergisches Asthma einmünden kann. Außerdem kann es bei sehr ausgeprägter Allergie durch den Allergenkontakt im Organismus zu einer lebensbedrohlichen systemischen Reaktion kommen, zum anaphylaktischen Schock.

Es gibt verschiedene Symptome, die durch eine Katzenallergie, oder besser eine Allergie gegen Katzenepithelien (*Eiweiße, die an Tierhaaren anhaften und von Hautschuppen oder Speichel der Tiere stammen*), auftreten können. Dies können einfache Erkältungsbeschwerden wie eine laufende Nase und Niesreiz sein, aber auch juckende Hautstellen und Pusteln oder gerötete Augen sind möglich.

€MERKE: *Nicht jeder Mensch, der unter einer Katzenallergie leidet, reagiert auf jede Katze gleich. Es gibt allergiegeplagte Menschen, die in manchen Katzenhaushalten gar nichts von ihrer Allergie merken, während sie in anderen Haushalten fast ersticken. Dies liegt an der Einzigartigkeit jedes einzelnen Tieres.*

Oftmals leider auch als Ausrede benutzt, um ein lästig gewordenes Tier loszuwerden, gibt es jedoch wirklich nichtsahnende Menschen, die unter einer solchen Allergie leiden oder was ebenso möglich ist, sich diese erst nach einer Zeit entwickelt. Da stecken Sie eben nicht drin.

Doch auch für Allergiker gibt es inzwischen Katzenrassen, die keine oder kaum allergische Reaktionen auslösen sollen, wie beispielsweise die seit 1995 anerkannte Rasse La Perm. Die Katze hat ein weiches, leicht lockiges Fell und kann sowohl Kurzhaar als auch Langhaar haben und gibt es in allen Farben und Zeichnungen. Das Fell benötigt wenig Pflege, dazu verlieren die Katzen kaum Haare. Einige Familien mit Allergikern haben ich nach einem mehrmals mehrstündigen Besuch bei La Perm Züchtern auf Grund der ausbleibenden Symptome für diese Katze entschieden.

Wie können Sie testen ob Sie an einer Allergie leiden:

Besuchen Sie beispielsweise ein Tierheim oder fragen Sie Verwandte und Bekannte, die Katzen halten, ob Sie auf einen Besuch vorbeikommen dürfen. Auch ein Allergietest beim Arzt sollte entsprechende Informationen ergeben.

Es wäre sehr schade, wenn auf Grund einer Allergie die Katze wieder abgegeben werden muss, vor allem, wenn es Liebe auf den ersten Blick war oder bereits eine innige Freundschaft entstanden ist.

Wie eben genannt, können Sie, sollten Sie unter einer Allergie leiden, bestimmte Rassen „testen", in dem Sie einen Züchter aufsuchen und mehrere Stunden mit den Tieren verbringen. Dies natürlich bitte, bevor sie das Tier kaufen.

4. Haben Sie Zeit für eine Katze? 🐱

Wie bereits angesprochen, ist es mit einer Fütterung am Tag und etwas Kopftätscheln bei der Katzenhaltung nicht getan. Ein Freigänger benötigt ebenso Zeit und Aufmerksamkeit wie eine Wohnungskatze. Doch insbesondere bei Wohnungskatzen muss täglich ausreichend Zeit für das Fellbündel eingeplant werden, um es zu beschäftigen. Dies gilt auch, entgegen des Irrglaubens, in einem Mehrkatzenhaushalt. Bei unzureichender Auslastung kennt die feline Zerstörungswut und Aufmerksamkeitsforderung schier keine Grenzen.

Ein Freigänger, der viel herumstreunt und zu Hause viel schläft, benötigt zwar meist nicht so viel Aufmerksamkeit wie eine reine Wohnungskatze. Doch auch hier ist es wie bei allem: Es ist das einzelne Tier, bzw. dessen Charakter und Ansprüche ausschlaggebend. Es gibt zahlreiche Freigänger, die in ihrem Heim genauso viel Aufmerksamkeit suchen und brauchen, wie eine Wohnungskatze. Ebenso gibt es Tiere, die vor lauter Langeweile mehr nach draußen gehen als sie eigentlich würden, sich manches Mal sogar ein neues Zuhause suchen.

Bei einer reineren Wohnungshaltung und berufstätigen Dosenöffnern macht es Sinn, mehrere Katzen zu halten.

> ❰**Vorsicht**: *Nicht einfach unüberlegt verschiedene Katzen zusammenwürfeln. Informieren Sie sich, welche Tiere zusammenpassen und planen Sie die Zusammenführung. In einem anderen Schnurrtopia Teil mehr dazu.*

Mehrere Katzen zu halten befreit jedoch nicht vor der Pflicht, sich um die Herrschaften zu kümmern. Viele Samtpfoten, die sich untereinander gut verstehen, spielen auch miteinander. Doch damit alleine ist es nicht getan. Jede Katze hat Jagdtriebe, die ausgelebt werden müssen. Dies gilt auch, wenn mit anderen Katzen gespielt wird. In der freien Natur würden wildlebende Katzen nicht nur mit den Artgenossen spielen, sondern zusätzlich jagen. Werden die Triebe der Tiere nicht befriedigt, werden die Katzen nicht unbedingt laut schreien - auch wenn dies bei einer nicht ausgelasteten Katze der Fall sein kann. Dennoch kann eine Fellnase leiden und das ist eines der größten Missverständnisse bei der Katzenhaltung. Eine leise Katze ist nicht automatisch eine glückliche Katze, denn Katzen leiden leise. Wenn sie sich bemerkbar macht, ist es meist schon zu spät. Die Katze kann Ihnen durch viele Dinge zeigen, dass sie nicht ausgelastet ist, wie beispielsweise die von dem Menschen unerwünschte Verhaltens-auffälligkeiten. Für den Halter oft als gemein oder hinterhältig aufgefasst, sind das Hilferufe der Samtpfoten, die leider oft unerhört bleiben und wenn, oft meist zu spät erkannt werden. Diese dann wieder in den Griff zu bekommen, kann viel Ausdauer und Geduld erfordern, die leider nicht jeder aufbringen kann oder möchte.

Sie sollten täglich ausreichend Zeit für Ihre Katze einplanen. Die Toilettenreinigungen, Fütterungen, je nach Tier entsprechend auch Fellpflege, sowie ausgiebige Spiele- und Schmuseeinheiten sollten selbstverständlich sein. Der Gang zum Tierarzt lässt sich nicht immer vermeiden, auch hierfür muss Zeit eingeplant werden, ebenso bei der Untersuchung auf Zecken und das Entfernen dieser. Das betrifft hauptsächlich die Freigänger.

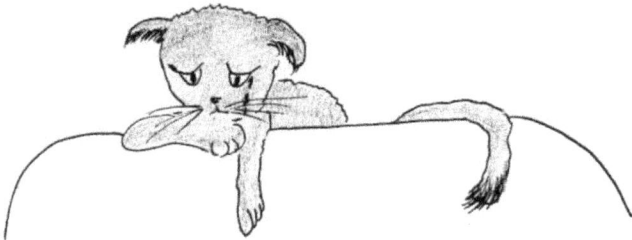

Ein weiter Punkt zum Thema Zeitaufwand ist die Fellpflege. Diese ist besonders bei Langhaarkatzen ein absolutes Muss. Sind Sie bereit, die Katze regelmäßig zu bürsten? Wöchentliches oder nach Bedarf sogar tägliches Bürsten gehört hierbei zu Ihren Aufgaben, ebenso die Knoten entfernen, die sich trotz guter Pflege bilden können. Wenn Sie sich das nicht zutrauen, wenden Sie sich bitte an einen Tierarzt oder Tierfrisör. Auch das kostet wieder Zeit. Bei Kurzhaarkatzen sollte die Fellpflege ebenfalls nicht vernachlässigt werden, wenn sie auch nicht so häufig von Nöten ist.

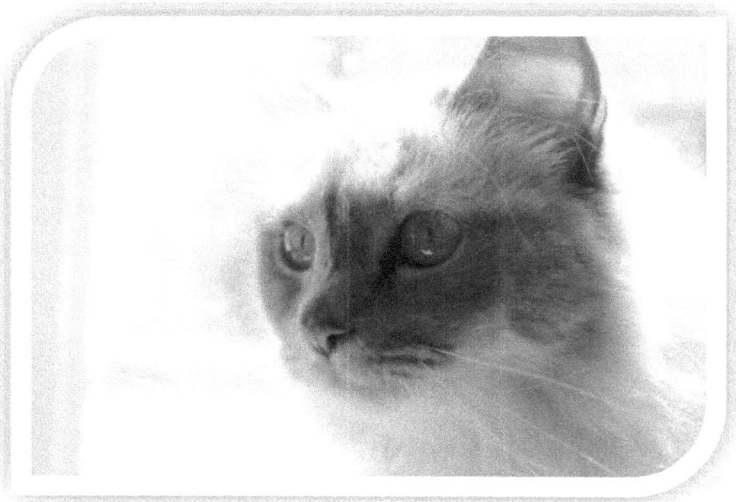

5. Sind Sie kulant genug? 🐱

Katzen spielen gerne, jagen durch die Wohnung, leben ihre Triebe aus. Das machen sie, ob es Ihnen passt oder nicht. Sind Sie bereit zu akzeptieren, dass beim Toben auch einmal etwas Ihrer Einrichtung, wie beispielsweise eine Vase oder Geschirr kaputt gehen kann? Und dass ohne mit dem Tier zu schimpfen, denn:

> **🐱MERKE:** *Ihre Katze zerstört niemals etwas aus reiner Bosheit oder um Sie zu ärgern.*

Und:

> **🐱Vorsicht:** *Je nach der Art und Weise wie Sie das Ausleben der Triebe Ihrer Katze unterbinden, schaden Sie dem vorhandenen Vertrauensverhältnis, schaffen Missverständnisse und es kann wie bereits erwähnt zu Verhaltensauffälligkeiten und sogar Depressionen kommen.*

Daher macht es keinen Sinn einer Katze ihr Leben zu verbieten. Mit Tieren ist es wie mit Kindern: es kann immer einmal etwas zu Bruch gehen. Selbstverständlich soll der Miniaturtiger Ihnen nicht auf der Nase herumtanzen. Sie können Verhalten umlenken, so dass die Samtpfote nicht unbedingt dann tobt, wenn Sie nachts schlafen möchten, und schläft, wenn Sie zu Hause sind und Zeit für Sie hätten. Das hängt an Ihnen, dies bestmöglich zu steuern. Nochmal zur Erinnerung: Dies bedarf einiges an Zeit und Geduld.

Bitte haben Sie keine Angst. Katzen sind nicht automatisch Tyrannen, die Ihre Bude auseinander nehmen. Nicht jede Katze hinterlässt Macken, wirft was um oder macht alles kaputt. Es gibt genug Tiere, die lautlos durch das Labyrinth von Staubfängern auf den Schränken balancieren, ohne auch nur ein Haar zu verlieren oder etwas zu berühren. Genug, die ihr Leben lang nicht ein einziges Mal an Möbeln kratzen, oder nachts ein Heulkonzert veranstalten. Genug, die nicht so oft das Bedürfnis haben, für ein Wettrennen zu trainieren. Doch je nach Tier, nach Rasse, nach Charakter benötigt die Katze Beschäftigung, die eine mehr, die andere viel mehr und wieder andere um einiges weniger. Sie sind in der Pflicht, für die artgerechte Einrichtung und Auslastung Ihres Tieres zu sorgen wie schon im vorherigen Kapitel angesprochen.

Mit Tieren im Haushalt müssen Sie immer mit etwas Schwund rechnen. Eine Katze kann nicht unterscheiden ob die Vase ein Erbstück von Tante Erna ist, wenn sie sie aus Versehen ins Wanken bringt, oder das Bild ein van Gogh, wenn sie versucht, darauf zu balancieren, da es dort oben so interessant ist. Ihr ist es auch gleichgültig, ob der Teppich oder die Gardinen von Ikea oder von einem teuren Designergeschäft kommen, wenn sie versehentlich mit ihrer Kralle darin hängen bleibt.

Wenn Katzen nicht mutwillig an Ihrer Couch kratzen, da Sie ein guter, fürsorglicher Mitbewohner sind und ihr ausreichend Kratzmöglichkeiten anbieten, wird Ihre teure Ledercouch dennoch nicht mehr lange wie neu aussehen – denn auch wenn die Katze im Zuge eines Spiels, eines Schrecks oder während ihrer „5-Minuten" wild über das Leder sprintet, können und werden Kratzer und Macken entstehen.

Wenn Sie kein optimales Toilettenmanagement anbieten, sucht die Samtpfote sich selbst einen Platz, welcher Ihnen sicher nicht zusagen wird. Auch wenn die Katze bei Ihnen einzieht und verunsichert ist, die Plätze und Rituale noch nicht kennt, könnte ein Pippi-Malheur passieren. Daraus ergibt sich eine weitere Frage: Sind Sie bereit, auf Einrichtungsgegenstände zu verzichten, wenn diese eventuell um dem Uringeruch zu entkommen, entsorgt werden müssen?

Katzenurin ist eine nukleare Katastrophe und kann oftmals nur durch Wegsprengen des Zimmers oder Umzug in ein anderes Bundesland aus der Nase bekommen werden. Ok, ganz so schlimm ist es nun auch wieder nicht, aber es ist nah dran. Diesen Urin umhüllt ein extrem penetranter und kaum zu entfernender Geruch. Inzwischen gibt es glücklicherweise genügend Mittel, mit denen gearbeitet werden kann. Doch sollten Sie aufpassen, was Sie nehmen, denn nicht alles ist dafür geeignet, manches Mittel fördert sogar das Wiederholen des unerwünschten Verhaltens. Doch dies ist ein anderes Thema, welches wir in einem anderen Buch näher durchleuchten werden.

Wenn Sie sich für eine Katze entscheiden, achten Sie darauf, dass auch das Wesen des Tieres zu Ihren Lebensumständen passt. Wenn, wie in den letzten beiden und auch im nächsten Abschnitt anschaulich erläutert, die Katze bei Ihnen möglichst wenig Freiraum, Tob- und Klettermöglichkeiten hat oder haben soll und sie den ganzen Tag berufstätig sind, macht es keinen Sinn sich beispielsweise einen sehr aktiven Bengalen anzuschaffen, nur weil dieses Tier schön aussieht. Da ist Ärger vorprogrammiert. Bei dieser Rasse werden Sie von einem serösen Züchter so oder so keine Katze zur Einzelhaltung bekommen. Ein schönes Bild einer Katze an der Wand wäre in so einem Fall tierfreundlicher. Das ist keinesfalls böse gemeint, sondern nur im Sinne der Katze und Ihren Nerven.

6. Darf die Katze „leben"? 🐈

Ähnlich in der Bedeutung wie das vorherige Kapitel und daher dazugehörig ist dieser Punkt. Sie wünschen sich zwar eine reine Wohnungskatze, möchten allerdings nicht, dass sie auf dem Tisch herumläuft, Ihre Schränke als Schlafplatz nutzt oder auf die Fensterbank klettert? Sie darf nicht in das Schlafzimmer, und in die Küche sowieso nicht, im Kinderzimmer sollen keine Haare herumfliegen und das Arbeitszimmer ist ebenso tabu? Ein kleiner Kratzbaum im nichtgenutzten Zimmereck und eine Toilette unter der Kellertreppe sind doch völlig ausreichend und Spielzeug soll auch nicht herumliegen? Während Ihrer Abwesenheit ist das große Wohnzimmer tabu, da die Pflanzen sonst nicht sicher sind, zum Spielen haben Sie keine Zeit und Lust sowieso nicht, denn die Tiere können ja miteinander spielen? Schmusen soll die Katze gefälligst dann, wenn Sie es möchten, also abends vor dem Fernseher? Wenn sie es wagt an etwas zu kratzen, bekommt sie die Krallen geschnitten?

Wenn Sie das alles mit Ja beantwortet haben, bitte ich Sie im Namen aller Samtpfoten: bitte schaffen Sie sich keine Katze an. Dann haben Sie zusätzlich Zeit gespart, denn Sie müssen nicht weiterlesen. Ist fies, dass ich diesen Punkt nicht gleich als ersten aufgeführt habe… richtig? Aber ich möchte auch meinen Spaß. Apropos Spaß:

Sobald Sie Ihre Wohnung oder Ihr Haus verlassen ist Party angesagt. Die Partyhüte werden ausgepackt, die Katzenmusik aufgedreht, alle Nachbarskatzen eingeladen. Es wird alles angenagt, alles was nicht niet- und nagelfest ist, verkratzt. Die Lampen werden zu Lianen und Schaukeln und…

Nein, schon gut. So muss es natürlich nicht sein. Aber wissen Sie, was daheim vor sich geht? Was ich Ihnen damit sagen will ist, dass die Katze ein vollwertiges Familienmitglied sein wird und sein sollte. Wenn Sie sich das Fellknäul nur als Anschauungs- oder Statusobjekt anschaffen, wird die artgerechte Haltung zwangsläufig darunter leiden. Das wäre nicht unbedingt das schönste Leben für die Samtpfote und wird mit Sicherheit Folgen haben, unter denen alle zu leiden haben. Sie als Halter und vor allem die Katze.

Das Leben mit einem Tier, auch wenn es so anmutig und wunderschön, einzigartig und faszinierend ist wie die Katze, wird sich nicht immer einfach für die Spezies Mensch gestalten lassen. Das gemeinsame Leben mit der selbstbewussten Samtpfote ist wunderschön, geht jedoch gleichzeitig mit viel Arbeit und Verantwortung einher.

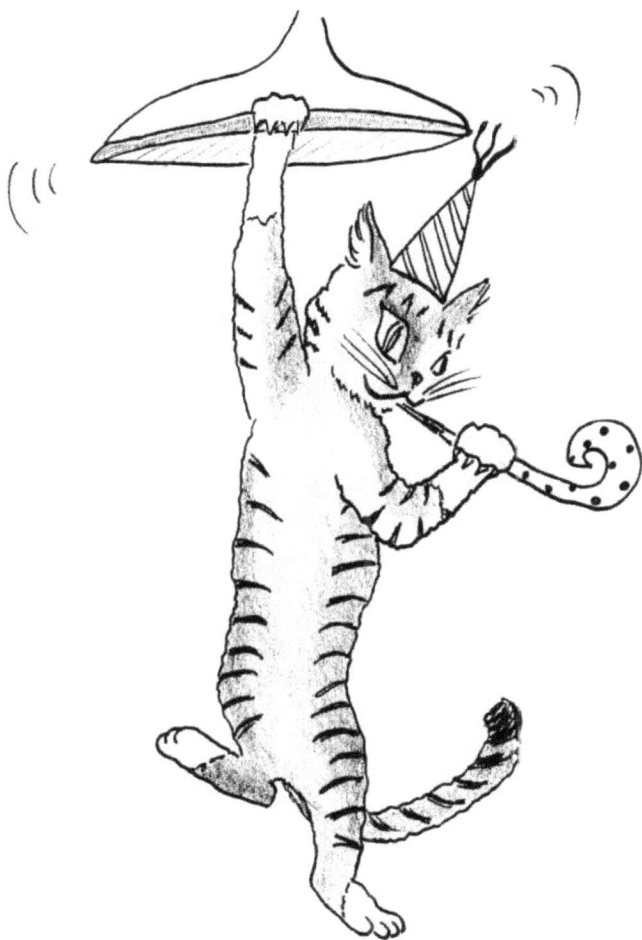

Katzen suchen sich ihre eigenen Schlafplätze und wechseln diese auch mehrmals, daher sollte ihnen diese Möglichkeit geboten werden. Sind Sie dazu bereit, auch wenn das haarige Fellbündel sich immer wieder auf die Wäsche im Wäschekorb legt, oder auf das gebügelte Hemd? Auf den frisch gewischten Tisch oder den Kleiderschrank, der noch offen stand? Wie soll sie denn auch wiederstehen, wenn das alles doch immer so verführerisch zur Verfügung steht... Selbstverständlich sollen der Katze dennoch, wenn alles vorher Genanntes okay für Sie ist, ausreichend eigene Schlaf- und Ruheplätze angeboten werden.

Bei einem gemeinsamen Leben mit einer Katze auf beengtem Raum, was besonders bei einer Samtpfote in reiner Wohnungshaltung gegeben ist, werden sich gelegentlich kleine Schadensereignisse nicht vermeiden lassen. Und nicht nur, dass die Katze eigene Einrichtungsgegenstände und Platz benötigt, auch für die Katze unkontrollierbare Missgeschicke können passieren. Doch dazu unter dem nächsten Punkt mehr.

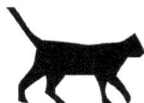

7. Sind Sie bereit für Ausscheidungen aller Art? 🐈

Es hört sich schlimmer an als es ist. Was auch bei uns Menschen natürlich ist, gibt es bei jedem Lebewesen dieser Welt. Katzen sind Lebewesen. Ich möchte Ihnen aufzeigen, was passieren kann, bei der einen Katze mehr, bei der anderen weniger, selten niemals. Alles kann, nichts muss.

Wie auch wir Menschen, können Katzen:

🐾 sich den Magen verderben

🐾 Durchfall bekommen

🐾 Kot an den langen Haaren der Hinterläufe hängen haben, besonders bei Langhaarrassen (Ok, dieser Punkt komm bei Katzen glücklicherweise öfter vor als bei den Menschen... denke ich...)

🐾 eine Erkältung bekommen und dadurch niesen

🐾 durch ihren eigenen, weichen Kot laufen und diesen in der Wohnung oder Ihrer Bettwäsche verteilen (auch das ist beim Menschen eher selten der Fall...)

Erbrochenes beispielsweise kann nicht nur durch einen verdorbenen Magen auftreten, bei Katzen ist es relativ normal, dass ab und an nicht verdaute Haare erbrochen werden. Besonders Langhaarkatzen haben hier neben den Kotbällen am Ärschlein eine große Aufgabe zu bewältigen.

Wenn Katzen nicht oft genug Futter bekommen, oder durch negative Erfahrungen in der Kindheit ihr Essen schnellstmöglich hinunterschlingen ist die Gefahr groß, dass der kleine Magen das nicht packt und sie sich nach dem Essen übergeben. Haben Sie ein Problem damit, dies wegzuputzen? Schaffen Sie es, nicht zu schimpfen, wenn die Katze ausgerechnet das Bett, die Couch oder Ihren Lieblingsteppich als Kotz-Unterlage benutzt? Katzen übergeben sich auch wenn sie nicht schlingen. Durch das tägliche Putzen werden Haare verschluckt, die irgendwann als Ballen nach oben gewürgt werden. Übergeben ist völlig normal, wenn es nicht zu oft passiert. Die Chance, dass sich das Tier dafür eine weiche Unterlage wie einen Teppich oder die Couch sucht, ist jedoch sehr groß, ist schließlich auch bequemer als eine für Sie zum Wegputzen geeignetere Stelle. Kommen Sie damit klar? Und nein, auch das macht die Katze nicht um Sie zu ärgern.

Lustig wird es, wenn Ihre Katze sich auf ihrem Samtpfoten-Laufrad übergibt und kurze Zeit später laufen geht. Lecker, und gar nicht so selten, wenn wir die Ausscheidung nicht schnell genug entdecken und wegputzen.

Was für die Katze natürlich ist, ist für unsere Spezies oft „eklig" oder „widerlich". Doch eine Katze sieht das nicht so. Es ist ein normales Ausscheidungsverhalten. Es gibt auch keinen Katzen-Knigge, der den Samtpfoten vorschreibt, beim Niesen eine geeignete Stelle zu suchen und sich die Pfote vor das samtene Näschen zu halten. Sie niest einfach und schüttelt sich die Tropfen vom Körper, denn Tempos zu benutzten haben sie bisher noch nicht gelernt. Und ja, Katzen gelten als die saubersten Tiere, die sich selbst putzen, sehr anspruchsvoll sind, stets saubere Toiletten wünschen. Dennoch kann es passieren, dass sie mal (möglicherweise wenn das Katzen-WC eben nicht den Ansprüchen der Stubentiger entspricht und/oder zu voll ist) durch ihre eigenen Ausscheidungen treten und eben diese durch die Wohnung tragen und dabei ungewollt verteilen oder sich einen anderen Platz suchen.

Für Durchfall kann ein Tier ebenso wenig etwas wie wir Menschen. Auch Tiere bekommen Krankheiten, erwischen draußen – sofern sie Freigänger sind – etwas Verdorbenes und sie sind eben von dem abhängig, was sie von uns bekommen. Das nicht alles gesund ist was es bei uns zu kaufen gibt, ist inzwischen bekannt und das gilt auch für die

Tierfutterindustrie, auch wenn stets das Gegenteil behauptet wird. Und nicht nur das, aber zu dem Thema an passender Stelle mehr.

Nicht nur im Jagen sind Katzen lautlose Profis. Sie schaffen es meist unbemerkt eben solche Hinterlassenschaften an Stellen zu platzieren, die Sie erst später bemerken – beispielsweise wenn Sie hineintreten, oder mit dem Staubsauger durchfahren, wenn Sie hinter dem Schrank saugen ohne vorher den Boden zu inspizieren. Sind Ihre Neven stark genug, um dies zu bewältigen, ohne in einer Art und Weise Zorn an dem Tier auszulassen? Können Sie Kothaufen und Urinpfützen entfernen? Keine Sorge, Katzen urinieren und koten nicht automatisch überall hin, doch:

❰MERKE: *Sowohl Verhaltensauffälligkeiten als auch Krankheiten zeigen sich oft in Form von Koten und Urinieren außerhalb der Katzentoilette. Besuchen Sie bitte zuerst einen Tierarzt und holen sich ggfs. anschließend Hilfe bei einem Katzentherapeuten.*

Katzen können sich verletzen. Sowohl draußen, als auch in der Wohnung – durch die Unachtsamkeit des Halters, durch andere Tiere, durch böse Menschen, durch Umwelteinflüsse usw. Können Sie Wunden versorgen, Blut sehen und wegputzen?

Dass die Toiletten regelmäßig zu reinigen sind, werde ich nicht erläutern müssen, das wird Ihnen klar sein. Und wenn es noch so stinkt – und ja, das tut es - befreit Sie das nicht vor der Pflicht, denn die Samtpfoten erwarten von uns stets saubere Ausscheidungsplätze. Und mit sauber meine ich auch sauber, nicht das, was wir Menschen teilweise unter sauber verstehen. Kennen Sie das Gefühl, bei einem großen, öffentlichen Fest auf die Toiletten gehen zu müssen, und alles ist von oben bis unten…? So ungefähr ist es für die Katze, wenn die Toilette nicht oft genug gereinigt wird.

Bei Freigängern werden Sie sicher auch das ein oder andere Mitbringsel von Ihrem Mitbewohner erhalten. Das können halbe Frösche, tote Mäuse oder sonstige Tierkadaver sein. Hier ist es erforderlich, die Katze dafür nicht zu schimpfen. Nicht jeder hat die Nerven, diese Geschenke wegzuräumen und sich darüber auch noch zu freuen. Hier ein Beispiel:

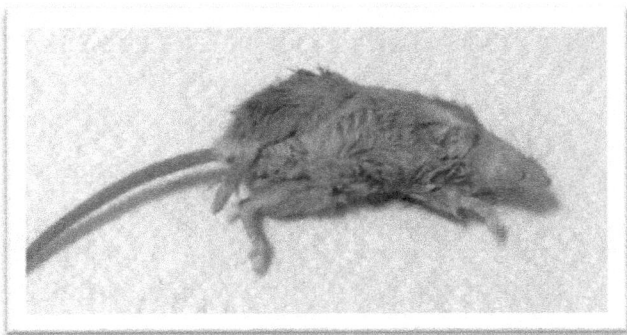

Katzen haben Haare - sofern Sie sich keine Nacktkatze anschaffen, eine nicht unbedingt sehr natürliche Rasse, die auf Wunsch des Menschen gezüchtet wurde. Wer Haare hat, verliert diese. Wie auch bei uns Menschen der eine mehr, der andere weniger. Mit einer Katze bleibt es nicht aus, dass Sie mehr als einmal, und auch mehr als zweimal in der Woche saugen müssen.

Katzenhaare sind wie eine Invasion von Aliens, auf einmal sind sie überall. Egal ob im Kleiderschrank – auch wenn dieser immer geschlossen ist, in Ihrem frisch aufgebrühten Tee, sogar in Ihrem tiefgefrorenen Essen. Sie werden der Flut der sich stets vermehrenden Haare nicht mehr gerecht, es scheint, als entstünden aus einem Haar binnen Sekunden 30 weitere. Sie werden Sie im Gesicht haben, in Ihrem Mund und in Ihrer Creme. Wenn Sie mit dem Staubsauger im letzten Zimmer fertig sind, wird es im ersten Zimmer bereits wieder so sein, als wären Sie nie dort gewesen. Doch das ist noch nicht das Schlimmste. Irgendwann werden Sie nachts qualvoll an den Haaren ersticken. Wenn auch die Anzahl der Todesfälle durch Ersticken bei Überschmusung stets steigt, sind diese aktuell noch geringer als die Fress-Attacken von Haaraliens, die nachts fressen…

Nein, das war ein Spaß. Nichtsdestotrotz werden Sie mehr als genug Haare in Ihrem Wohnraum haben.

Je nach Rasse und auch abhängig des einzelnen Tieres sind es mehr oder weniger Haare. Auch Stress kann zu vermehrtem Haarausfall führen. Eines ist jedoch sicher: Es wird definitiv mehr zu tun geben als ohne Katze im Haushalt. Das sollte Ihnen bewusst sein.

Gerne zeige ich Ihnen eines der Haarmonster auf, die Sie des Nachts, wenn Sie friedlich schlummern, versuchen aufzufressen, bevor wir vor dem nächsten und sehr wichtigen Punkt kommen:

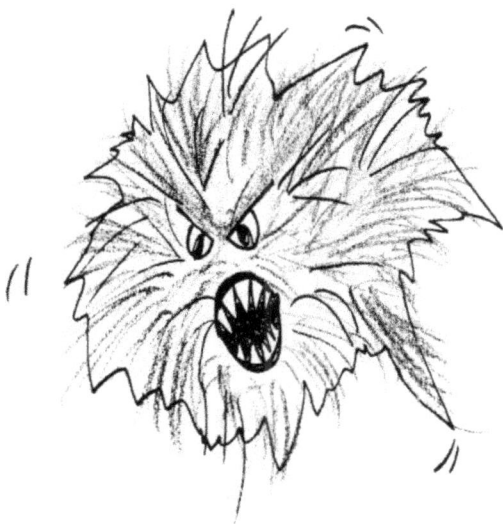

8. Bereit für 10-20 Jahre Katze? 🐈

Je nachdem, ob Freigänger oder Wohnungskatze, ob krank oder gesund kann die Lebenserwartung der Katze variieren. Es gibt Katzen, die auf Grund von Krankheit, Gendefekt (beispielsweise durch Überzüchtung) und auch durch äußere Umstände wie Freigang und den damit verbundenen Gefahren (Überfahren werden, Tierquälerei, Erdrosselung durch hängenbleiben u.v.m.) nur wenige Jahre alt werden. Generell haben Freigänger eine um ca. 5 Jahre geringere Lebenserwartung als reine Wohnungskatzen.

Das Ableben des Tieres ist im Übrigen ein Punkt, der fast schon separat aufgeführt werden sollte, denn sind Sie auch bereit, Ihr liebgewonnenes Tier zu verlieren? Doch da wir, auch wenn es zum Leben gehört, jetzt daran nicht denken möchten, bleibt es dabei, dass ich es hier nur kurz angeschnitten habe.

Jedes Tier möchte ein Zuhause haben und nicht ständig hin- und hergeschoben werden wie ein gebrauchtes Möbelstück. Jeder Umgebungswechsel kann extremen Stress für die Katze bedeuten, es gibt wenige Katzen, die ständige Umgebungswechsel einfach wegstecken als sei es das normalste auf der Welt. Wieder eine Parallele zu uns, denn auch bei uns gibt es die Reisenden, die ständig und gerne umziehen, und die Sesshaften, für die ein Umzug oder sogar ein mehrwöchiger Urlaub außer Haus purer Stress ist. Oft wird dies von den Haltern missverstanden.

Die Lebenserwartung von 12-15 Jahren ist inzwischen längst überholt. Gehen wir davon aus, Ihre Katze ist gesund und munter, ist inzwischen ein Alter bis zu 20 Jahre oder mehr keine Seltenheit mehr. Das bedeutet nicht, dass sie nicht auch Alterskrankheiten bekommen kann, die jahrelange, medikamentöse Behandlungen erfordern.

Abgesehen von der langen Verantwortung die Sie für das Tier haben und dem Zeitaufwand der stets bleibt, gehört sowohl in diesen, als auch in den nächsten Punkt das Thema: Geld.

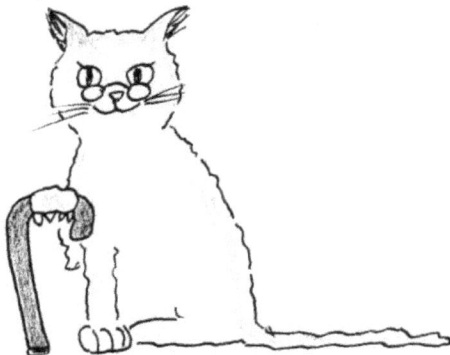

9. Können Sie die Kosten tragen? 🐈

Nicht nur die Anschaffung der Katze, auch Medikamente, die Grund-Ausstattung, laufende Kosten wie Streu und Futter, Katzensitter oder Katzenpensionen, Tierarzt usw. - alles kostet Geld. Jährliche fixe Ausgaben von 500 - 1.000 Euro sollten Sie mindestens einkalkulieren. Doch:

> 🐈**MERKE**: *Wie bei allem ist dies von Fall zu Fall bzw. von Tier zu Tier und von Haushalt zu Haushalt unterschiedlich. Sie werden eine solche Vorab-kalkulation niemals genau und zu 100 % ausrechnen können. Zu viele Faktoren spielen hinein (z. B. Krankheiten, Futter- sowie Streuqualität, Freigänger oder Wohnungskatze, Anzahl Katzen, Gewicht u.v.m.) Alle folgenden Angaben sind Richtlinien.*

Die einzelnen Ausgaben werde ich im Detail ausführlicher aufzeigen, da dies ein wichtiges Entscheidungskriterium für die Anschaffung eines Haustieres sein kann. Ebenso sind die Kosten oft einer der Gründe für die spätere Abgabe des Familienmitgliedes, daher ist es mir wichtig, auf diesen Punkt etwas ausführlicher einzugehen. Ich werde die Auflistung aufteilen, Anschaffungs- und Unterhaltungskosten, sowie das, was Sie an Ausstattung benötigen und zeitgleich die damit verbundenen Kosten. Punkt 9 + 10 gehören somit gewissermaßen zusammen.

Anschaffungskosten der Katze

Bevor wir die sich regelmäßig wiederkehrenden Kosten aufschlüsseln betrachten wir zunächst die Anschaffungskosten. Was kostet eine Grundausstattung und was die Katze an sich? Schauen wir uns die verschiedenen Bezugsquellen an:

Katze aus dem Tierheim

Auch die Tiere aus dem Tierheim kosten Geld. Leider denken immer noch genug Menschen, Katzen aus dem Tierheim sind gratis. Warum das so ist: Die Samtpfoten im Tierheim haben Hunger, möchten eine saubere Toilette, werden betreut, kastriert und tierärztlich versorgt. Das alles kostet Geld. Ebenso möchte ein Tierheim vermeiden, dass Tierquäler aus Leidenschaft sich Tiere holen, um sich an Ihnen zu vergreifen oder diese an exotische Tiere zu verfüttern. Daher wird für die Katzen zwar kein Kaufpreis, jedoch eine Schutzgebühr verlangt. Diese beläuft sich aktuell bei Katzen auf ungefähr 80 – 120 Euro, je nach Tierheim. Sollte jemand ein ernsthaftes Interesse an der

Adoption einer Katze haben, sollte dies absolut kein Problem darstellen. Wer das Geld für eine Adoption nicht aufbringen kann, dem rate ich von der Katzenhaltung ab denn die Schutzgebühr ist noch der geringste Betrag. Die Haltung der Katze wird noch viel kostspieliger.

❰MERKE: *Eines der vielen Vorurteile über Tierheimkatzen besagt, dass diese Tiere oft „einen Schaden haben", „schneller krank werden" und vieles mehr. Das ist Blödsinn, all das kann Ihnen auch beim Kauf einer Rassekatze passieren. Krankheit und Charakter hängen von vielen Faktoren ab (u. A. Gene, Herkunft, das Aufwachsen und die Erziehung etc.) und dabei ist es völlig egal, ob es eine einfache Hauskatze oder eine teure Rassekatze ist. Ein Von und Zu Prof. Dr. Herrmanns van Sturmhausen kann genauso krank werden, oder in der Jugend verzogen worden sein, oder einen Knacks durch einen Raubüberfall erlangt haben wie der einfache Herr Mayer von nebenan, oder?*

Katze von Privat

Auch Katzen aus Privatabgaben kosten inzwischen einiges an Geld. Eigentlich sollte es Tiere von Privat ohne Kosten geben, da die Abgabegründe meistens Allergien, Kinder oder nicht tragbare, laufende Kosten sind (zumindest offiziell) und eigentlich aus einer Notsituation heraus resultieren sollten. Doch inzwischen gelten Katzen fast als Ware, die versucht wird gewinnbringend zu verkaufen.

> **☚Vorsicht** *bei Wohnzimmerzuchten und privaten Katzenverkäufen. Gibt es Gründe für die Abgabe, oder möchte hier jemand schnelles Geld verdienen? Hier leiden die Tiere darunter, und Sie nämlich meistens Jahre danach: finanziell.*

Katzen die privat scherzen Herzens, jedoch mit hohen Verkaufspreisen abgegeben werden, sollten Sie stutzig machen. Wie bereits angesprochen gibt es leider immer noch genug „Wohnzimmerzuchten", unseriöse Verkäufe um das schnelle Geld zu machen mit den billigsten Ausreden. Zudem werden oft versucht kranke Tiere loszuwerden, bevor sie zu teuer im Unterhalt werden. Sucht wirklich jemand auf Grund einer plötzlichen Allergie ein neues Zuhause für den Liebling, wird derjenige sicher nicht mehrere Hundert Euro für das Tier haben wollen. Beispiele von massenhaft vorhandenen Annoncen:

Katze schweren Herzens abzugeben

Mischlingskatze erwachsen wir müssen uns schweren Herzens von unserer katze Mira trennen.sie ist am 1.5.14 geboren,entwurmt und kastriert.nicht ...

Max 9 jährige kater sucht neues zuhause

Europäisch Kurzhaar erwachsen Muss leider mein 9 jährigen Kater max abgeben. Er ist kastriert. Sehr verschmusst und ist Hunde gewöhnt. Er wird ...

Mixkatze

Mischlingskatze erwachsen Liebe Katzendame sucht neues Zuhause geboren wurde sie am 12. Februar 2018 sie ist Entwurmt stubenrein verträglich mit ...

Bitte beachten Sie, dass es auch aufrichtige Hilfesuchende gibt. Man sollte definitiv nicht alle über einen Kamm scheren. Leider nehmen die unseriösen Abgaben stets zu.

Gerne noch ein paar Beispiele von inzwischen vielen Wohnzimmerzuchten – allein die Schreibweise sollte deutlich machen, dass es sich hier um keinen seriösen Züchter handelt:

Norwegische Waldkatze Mainecoone

Hallo wir sind 3 norwegische waldkatzen Maine coon Mix und suchen Mitte Aprilein neues zu Hause auf .

Weitere Katzen

Siam Kitten

Unsere 4 Kitten sind nun 7 Wochen jung , und dürfen jetzt besucht und reserviert werden. Sie sind.

Oftmals typischer Lebenslauf einer Katze

Den Punkt Privatabgabe möchte ich nutzen, um Ihnen ein klassisches Beispiel aufzuzeigen. Hier sehen Sie, was aus unüberlegter Katzenanschaffung werden kann:

Aufgrund beruflicher Veränderungen suchen unsere zwei Geschwistermädels und ein neues zu Hause. Sie sind reinrassige Maine Coon ohne Stammbaum.

Geb.   Farbe: weiß (hörend) und grau- schwarz

Alle zwei haben ein FeLV/FIV-Testzertifikat, kastriert, nächste Impfung

Die zwei lieben sich sehr und sie wünschen sich zusammen zu bleiben. Sollte das absolut nicht möglich sein, wären sie auch mit einem bereits vorhandenen Spielkameraden/in einverstanden. Sie sind beide sehr verschmust und zeigen es auch wenn ihnen danach ist. Sie sind sehr liebevoll aufgezogen.

Direkt daneben hing von gleicher Person folgendes:

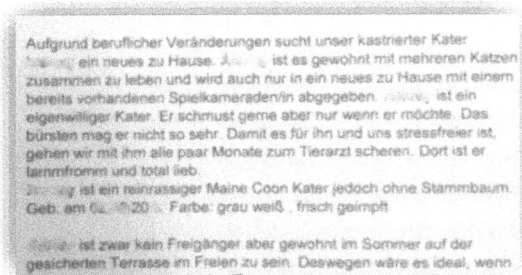

Aufgrund beruflicher Veränderungen sucht unser kastrierter Kater
███████ ein neues zu Hause. ██████ ist es gewohnt mit mehreren Katzen
zusammen zu leben und wird auch nur in ein neues zu Hause mit einem
bereits vorhandenen Spielkameraden/in abgegeben. ████████ ist ein
eigenwilliger Kater. Er schmust gerne aber nur wenn er möchte. Das
bürsten mag er nicht so sehr. Damit es für ihn und uns stressfreier ist,
gehen wir mit ihm alle paar Monate zum Tierarzt scheren. Dort ist er
lammfromm und total lieb.
██████ ist ein reinrassiger Maine Coon Kater jedoch ohne Stammbaum.
Geb. am ██. ██.20██. Farbe: grau weiß , frisch geimpft

██████ ist zwar kein Freigänger aber gewohnt im Sommer auf der
gesicherten Terrasse im Freien zu sein. Deswegen wäre es ideal, wenn

Name, Daten und Bilder sind natürlich unkenntlich gemacht oder verändert. Was ebenso fehlt ist die Preisinformation. Schauen wir mal genauer hin. Die Person verkauft (!) drei Katzen aus beruflichen Gründen. Möglicherweise ist der Grund gerechtfertigt, doch stelle ich mir folgende Fragen, die Ihnen lediglich als Denkanstoß dienen sollen:

1. Die Katzen waren in dem Fall noch keine zwei Jahre alt, was bedeutet, sie waren höchstens etwas länger als ein Jahr bei der Person. Welche beruflichen, drastischen Veränderungen zwingen jemanden, seine Familienmitglieder abzugeben? Und ist das nicht schon bei der Anschaffung bekannt?

2. Warum werden die Tiere nicht zu dritt abgegeben, sondern zerrissen?

3. Wenn die Tiere wirklich schweren Herzens, und das wäre es normal wenn es beruflich bedingt ist, hergegeben werden müssen, warum wird dann pro

Katze ein Betrag von mehreren Hundert Euro verlangt?

4. Warum ist der Kater eigenwillig, wenn er nur schmusen möchte, wenn er es will? Hat nicht jedes Lebewesen ob Mensch oder Tier die Wahl, ob es angetatscht werden möchte oder nicht?

Es besteht die Möglichkeit, dass durch nicht artgerechte Haltung und/oder genügend Zeitaufwendung es zu Verhaltensauffälligkeiten gekommen ist und die Katzen nun eine Last geworden sind oder ein anderer unschöner Grund hinter der Sache steckt. Das ist natürlich keine Behauptung, sondern nur eine Option. Solche Anzeigen finden Sie mehr als genug. Nun kommen die Katzen entweder durch einen Verkauf in ein neues Zuhause, landen im Tierheim oder schlimmstenfalls auf der Straße. Das ist schon die zweite Veränderung in ihrem jungen Alter. Das alles prägt natürlich den Charakter und beeinflusst die Zukunft der Tiere. Und es ist nicht gesagt, dass es das letzte Mal sein wird.

Oft genug ziehen Katze mehr als zwei oder gar drei Mal in ihrem Leben ungewollt in eine neue Umgebung. Mal mit Geschwistern, mal ohne, mal zu fremden Katzen. Nicht sehr schön. Nochmal: Ich verurteile niemanden, sicher gibt es genug mit gerechtfertigtem Grund für eine Abgabe. Doch meist könnte dies, durch vorherige, reife Überlegung vor der Anschaffung der Katzen vermieden werden.

Kauf bei einem Züchter

Wenn Sie eine Katze von einem Züchter kaufen, müssen Sie mit höheren Kosten rechnen. Hier kommt es auf die Rasse, das Alter, aber auch auf die Optik und den Stammbaum des Tieres an. Katzen mit optischen, charakterlichen oder körperlichen „Mängeln" sind meist etwas günstiger, als die optisch optimalen „Verkaufsprodukte". Die Preise der Katzen belaufen sich auf ca. 300 bis 1.200 Euro. Außergewöhnliche Rassen können auch noch mehr kosten.

Lassen Sie sich ehrlich beraten, welche Krankheiten bei dieser Rasse durch die Züchtungen häufiger vorkommen können. Keine Sorge: es gibt auch Rassekatzen, bei denen Krankheiten nicht automatisch vorprogrammiert sind. Auch der Charakter der Rasse ist für den Kauf wichtig. Es gibt Rassen die um einiges aktiver sind als andere, Rassen die keinesfalls alleine gehalten werden sollten und Rassen, die sich nicht unbedingt als Familienkatze mit Kindern eigenen. Der Charakter sollte zu Ihrer Familie und Ihren Haushalt passen.

Achten Sie besonders bei Mutationsrassen

🐾**Vorsicht** *bei „Schnäppchen", besonders bei Angeboten über das Internet. Wenn Sie ein Tier beim Züchter kaufen, prüfen Sie ausgiebig den Zustand der Tiere, der Wohnräume, der Muttertiere. Wie viele Würfe hatte sie bereits? Geht es um Katzenliebe oder um Massenproduktion? Dürfen Sie die Katzen mehrmals vor Kauf besuchen und kennenlernen?*

wie beispielsweiser der Scottish Fold auf eine ordentliche, nachweisbare Zucht (keine Verpaarung untereinander).

🐾**Tipp** *Lassen Sie sich Genehmigungen für die Zucht und die Papiere der Tiere zeigen. Informieren Sie sich vorab über die Rasse. Das kann Sie davor schützen, ein krankes Tier als spezielle Rasse oder als Katze mit speziellem Rassemerkmal verkauft zu bekommen. Nochmal: Das Internet ist VOLL von unseriösen Wohnzimmerzuchten. Lassen Sie sich nicht darauf ein, den Katzen zu liebe.*

Welche Ausgaben neben der Anschaffung der Katze noch auf sie zukommen bzw. zukommen können, dazu kommen wir jetzt.

🐾 Kastration / Sterilisation

Die Kastration ist ein absolutes Muss, sofern Sie kein eingetragener Züchter sind. Daher führe ich es auch unter diesem Punkt auf. Kostenpunkt einer Kastration liegt je nach Tierarzt und Bundesland ca. 60 bis 120 Euro, wobei die Kastration einer weiblichen Katze preislich etwas höher angesetzt ist, da die OP komplizierter ist als bei einem Kater. Über dieses interessante und zeitgleich empfindliche Thema werde ich in einem weiteren Schnurrtopia Teil ausgiebiger informieren.

> **❮Interessant:** *Die meisten Katzen sind und werden kastriert, egal ob Katze oder Kater. Das Katzen (w) sterilisiert und Kater (m) kastriert werden, ist ein weitverbreitetes Missverständnis. Sterilisiert werden Katzen kaum noch. Dazu mehr in einem anderen Schnurrtopia Teil.*

Dieser Punkt kann natürlich - und das werden Sie sicher nachvollziehen können - nicht pauschalisiert werden. Ist es nur eine Routineuntersuchung, wird die Katze geimpft, hat sie ein Problem, das es zu eruieren gilt, benötigt sie eine Narkose, bekommt sie Medikamente, wird sie geröntgt, bekommt sie eine OP... unzählige verschiedene Faktoren spielen hier in der Kostenermittlung ein, so dass ein Tierarztbesuch zwischen 15 Euro und mehreren Tausend Euro liegen kann.

> ❡Vorsicht – Wie auch bei der Humanmedizin gibt es Praxen, denen es mehr um das Geldverdienen, als um das Wohl des Tieres geht. Überlegen Sie gut, ob Sie lieber ein paar Kilometer weiter fahren oder die nächstbeste Praxis nehmen, ob Sie jede empfohlene Impfung annehmen, jedes Vorsorgemittel wirklich nötig ist oder ob eventuell das ein oder andere eher mehr schadet als hilft. Achtung: Nicht nur zu viel des Guten, es geht auch anders herum. Doch dazu in einem anderen Schnurrtopia Teil mehr, ebenso über das interessante und sehr umstrittene Thema Impfungen.

❧ Versicherung

Auch Katzen können versichert werden. Es gibt reine Operations-Versicherungen oder Krankenversicherungen, die anteilsmäßig Tierarztrechnungen übernehmen. Die OP Versicherungen beginnen aktuell bei ca. 6 Euro je Monat für jede Katze. Manche Gesellschaften bieten für weitere Katzen einen Rabatt. Krankenversicherungen liegen bei ca. 15 Euro je Monat.

> **❰Tipp:** *Es steht Ihnen frei, sich alternativ jeden Monat einen Betrag Ihrer Wahl für Ihre Katze zur Seite zu legen ;-).*

❧ Tiersitter und Tierpensionen

Sofern Sie niemanden haben, der Ihren Liebling im Urlaub oder im Falle eines Krankenhausaufenthaltes zuverlässig und artgerecht versorgt/ versorgen kann, benötigen Sie eine professionelle Tierbetreuung. Ein Sitter oder eine Pension kostet zwischen 10 und 30 Euro je Tag, je Nacht oder Besuch. Auch hier spielen zu viele Faktoren ein, um die Kosten genauer anzugeben. Manche Pensionen verlangen vorab Impfungen und Tierarztuntersuchungen, machen keine Tierübergabetermine sonntags, was Sie dann bezahlen müssen usw. Ebenso gibt es Tiersitter, die zwar weniger verlangen, dementsprechend jedoch nicht bereit sind Verantwortung zu übernehmen oder der Service und die Zuverlässigkeit entsprechend zu wünschen übriglässt.

☙ Beratungskosten

Zeigt Ihre Katze Verhaltensauffälligkeiten, wird möglicherweise allein der Gang zum Tierarzt nicht ausreichen, und Sie werden professionellen Rat benötigen.

> **❮Tipp:** *Glauben Sie bitte nicht alles, was im Internet verbreitet wird. Es gibt genug falsche Tipps die zu einer Verschlimmerung führen.*

Katzenpsychologen bieten Hausbesuche und Beratungen ab ca. 50 Euro die Stunde an.

Natürlich können Sie sich belesen, Fachliteratur gibt es inzwischen ausreichend, doch auch diese kostet zwischen 10 und 40 Euro pro Buch. Ob Sie damit klarkommen und die Zeit reicht, erst alles zu lesen, ist situationsabhängig.

10. Benötigte Katzen-Ausstattung 🐱

Beachten Sie bitte, dass alle preislichen Angaben sowohl für diesen, als auch den Punkt 9, ohne Gewähr sind und sich auf den aktuellen Zeitpunkt beziehen. Zudem sind die Preise abhängig von Optik, Material & Qualität der genannten Artikel. Die Informationen sollen eine Richtlinie für Sie sein.

Was die Einrichtung und die Auswahl an Zubehör angeht und auf was Sie achten sollten, welches Angebot zwar für den Menschen geeignet, für das Tier jedoch Schwachsinn ist, darüber berichte ich in einem anderen Schnurrtopia Teil ausführlicher. Dies würde hier den Rahmen sprengen. Daher finden Sie hier nur grob das, worum es in diesem Punkt geht – die benötigte Ausstattung für die Katze und die ungefähren Kosten.

🐾 Sie brauchen mindestens zwei Futternäpfe pro Katze. Die Preise hierfür beginnen bei ca. zwei Euro. Möchten Sie lieber einen hochwertigen Futterautomaten mit Chipfunktion, sind Sie mit 100 Euro pro Katze dabei.

🐾 Trinknäpfe, mindestens zwei pro Katze erwünscht, bekommen Sie ebenso für wenige Euro vergleichbar mit den Futternäpfen.

Trinkbrunnen beginnen bei ca. 20 Euro. Nach oben sind selbstverständlich keine Grenzen gesetzt. Das gilt übrigens auch für alle folgenden Artikel.

🐾 Eine Transportbox oder Transporttasche erhalten Sie ab ca. 15 Euro. Schnäppchen gibt es auch, doch achten Sie auch auf die Größe und die Qualität. Transport Trolleys können Sie ab ca. 30 Euro erwerben.

🐾 Kratzbretter und Kratzpappen gibt es ab ca. fünf Euro. Kratzbäume/ Kratztonnen erhalten Sie ab 20 Euro. Doch bitte beachten Sie, dass Sie nicht das kleinste Bäumchen nehmen, nur damit es ins letzte Eck verbannt werden kann und nicht im Weg steht. Der Spruch „Weniger ist mehr" ist kaum mehr fehl am Platz, als in diesem Punkt.

🐾 Bürsten erhalten Sie für zwei Euro aufwärts, ein Furminator geht bei ca. 20 Euro los. Mehr über Fellpflege in einem anderen Teil.

🐾 Spielsachen erhalten Sie ab einem Euro bis… grenzenlos. Sie können sich jedoch auch sehr viele und tolle Spielsachen mit alltäglichen Gegenständen und sogar Abfallprodukten selbst basteln. Die kommen meistens am besten bei den Samtpfoten an.

❖ Katzentoiletten bekommen Sie ab circa zehn Euro. Eine große Plastikkiste aus dem Baumarkt tut es ebenso, und diese gibt es ab fünf Euro. Toilettenschaufeln dazu sind ein Muss, diese bekommen Sie ab zwei Euro.

❖ Streu für die Toiletten gibt es bereits ab drei Euro. Auch hier gehen die Preise bis 20 Euro und mehr, selbstverständlich abhängig von der Marke, der Qualität und der Menge. Nicht nur Ihrem Geldbeutel sollte es gefallen, vor allem und in allererster Linie sollte es Ihren Samtpfoten zusagen.

❖ Nassfutter können Sie von 25 Cent bis zu einem Euro oder mehr für 100g erwerben. Trockenfutter geht bei ca. einem Euro los, ist dann allerdings qualitativ nicht unbedingt das Beste. Die Durchschnittskatze von vier Kilo braucht ca. 200g Nassfutter* oder ca. 50g Trockenfutter* pro Tag. Ist jedoch abhängig von der Marke des Futters und der Inhaltsstoffe. Wie bei uns auch empfehle ich, auf die Qualität, die Inhaltsstoffe und auf einen möglichst hohen Fleischanteil zu achten.

*laut Angabe der Futtermittelhersteller

Umso besser die Ernährung umso gesünder die Katze und umso besser funktioniert das Immunsystem. Natürlich ist sie nicht vor Krankheiten geschützt, wenn sie gutes Futter bekommt. Sie können auch BARFen[1]. Das ist nicht automatisch kostspieliger, doch anfangs nicht so einfach, denn ein rohes Stückchen Fleisch alleine erfüllt nicht den Bedarf des Katzenkörpers. Beim BARFen steckt ein wenig mehr dahinter, doch auch zum Thema Ernährung mehr in einem anderen Schnurrtopia Teil. Grundsätzlich ist es die gesündeste Variante, ausgenommen Fertig-BARF, denn nur bei dem was Sie selbst herstellen können Sie sicher sein, was enthalten ist.

🐾 Katzensnacks bekommen Sie schon von unter einem Euro bis zu 20 Euro, auch hier wieder abhängig von Qualität, Menge und Marke.

🐾 Die Kosten für Malzpaste und Katzengras belaufen sich auf ca. zwei bis drei Euro pro Tube Paste oder pro Topf. Katzengras

---

[1]**BARFen:** Rohfütterung. BARF = Früher als Schimpfwort gedacht „Born again Raw Feeders" ist heute die deutsche Version: „Biologisch artgerechtes rohes Futter". Inzwischen **der** Begriff für Fütterung von rohem Fleisch. Doch mit rohem Fleisch alleine ist es nicht getan, weshalb das BARFen nicht so einfach ist, wie es zunächst anhört.

können Sie auch selbst anpflanzen. Die Samen dazu erhalten Sie ebenfalls für ca. zwei Euro aufwärts.

🐾 Für Freigänger wäre es super, eine Katzenklappe zur Verfügung gestellt zu bekommen. Eine permanente Möglichkeit zum Ein- und Ausgehen ist optimal für die Katze und verhindert das lautstarke Fordern von Ein- und Auslass. Die Kosten einer Katzenklappe sind sehr unterschiedlich. Es kommt unter anderem darauf an, ob es eine simple Katzenklappe ist, oder ob die Klappen auf einen Chip programmierbar sind. Ebenso kommt es auf die Qualität der Katzenklappe und den Hersteller an. Die Kosten dehnen sich daher zwischen 20 bis 100 Euro.

Die meisten Ausstattungsprodukte und Hintergründe dazu werde ich in einem anderen Teil detaillierter erläutern. Für die Entscheidung, ob Sie sich für eine Katze entscheiden oder nicht in Bezug auf eine grobe Auflistung der Kosten ist die Tiefe der Thematiken aktuell nicht relevant.

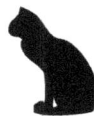

11. Der Verletzungsgefahr bewusst? 🐈

Die Katze ist und bleibt ein Raubtier mit einem ausgeprägten Charakter. Daher sollten Sie die Sprache der Katze lesen lernen und Ihr Tier nicht nur aufnehmen, sondern auch richtig kennenlernen. Wie bei uns Menschen ist jedes Tier anders. Unter anderem spielen hier die Gene eine Rolle. Wenn Sie Ihre Katze kennen und sich entsprechend artgerecht ihr gegenüber verhalten, sie nicht bedrängen, wenn sie Schmerzen leidet, nicht dazwischen gehen, wenn sie sich mit einer anderen Katze zofft und sie zu nichts zwingen, ist die Chance, einen Biss abzubekommen schwindend gering.

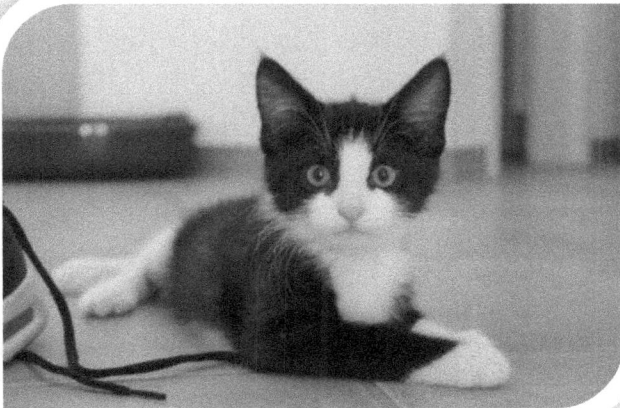

Viele Dosenöffner haben in all den Jahren der Katzenhaltung nicht einen Katzenbiss erlitten. Das bedeutet jedoch nicht, dass es nie passieren wird.

Im Umgang mit Katzen, egal ob auf Grund eines Missverständnisses, beim Spielen oder wenn Sie ungewollt die Katze in die Enge treiben und sie sich aus irgendeinem Grund wehrt, kann schon einmal Blut fließen.

Katzenbisse sind besonders gefährlich, da sich die spitzen Zähne tief ins Fleisch bohren. Die Keime in der Mundhöhle der Katze können zu nicht zu unterschätzenden Wundinfektionen führen. Katzenbisse, die sich entzünden und mit Antibiotika behandelt werden müssen, sind da keine Seltenheit. Diese Gefahr sollten sie sich bewusstmachen.

Katzenkratzer brennen besonders heftig, da die rasiermesserscharfen Waffen mit ihrer Widerhakentechnik tiefe Wunden verursachen können.

> **◖MERKE**: *Eine Katze kratzt oder beißt nie ohne Grund oder aus reiner Boshaftigkeit. Sie sollten sich in so einem Fall als erstes tierärztlichen Rat einholen, um große Schmerzen des Tieres auszuschließen.*

12. Katzen und Kinder 🐈

Die Katze ist nicht das geeignetste Kuscheltier für kleine Kinder. Klar, die meisten Katzen sind anhänglich und verschmust und viele kommen super mit kleinen Kindern zurecht, dulden diese mit einer faszinierenden Gelassenheit. Doch das ist nicht selbstverständlich. Jedes Tier ist anders und das sollte nicht vergessen werden. Nichtsdestotrotz entstehen zwischen Kindern und Katzen oft dicke Freundschaften.

Haben Sie noch sehr kleinen Kinder, sollten Sie nicht versäumen, den Mini Zweibeinern gleich von Anfang an den nötigen Respekt vor der Katze beizubringen und gewährleisten, dass die Samtpfote sich, wenn sie möchte, zurückziehen kann und an ihrem Rückzugsort auch in Ruhe gelassen wird. Lesen Sie hierzu bitte auch nochmals Punkt 11. Wenn es bei dem Umgang zwischen Tier und Kind Tränen gibt, sollten Sie nicht die Katze schimpfen, sondern dem Kind erklären, weshalb das Tier sich gewehrt hat.

🐈 **MERKE**: *Nochmals zur Erinnerung - Eine Katze kratzt oder beißt nie aus reiner Boshaftigkeit. Es gibt immer einen Grund, wenn sie sich verteidigt.*

---

13. Bereit für die Raubtierfütterung? 🐾

Katzen sind Fleischfresser und werden es immer bleiben. Es ist absolut verwerflich, eine vegane oder vegetarische Ernährung, oder eine Umerziehung darauf auch nur in Erwägung zu ziehen. Bitte probieren Sie dies niemals aus, Sie schaden damit der Gesundheit Ihrer Katze massiv. Schlimmstenfalls kann die Samtpfote aufgrund einer solchen Ernährung sterben.

Wer selbst Veganer oder Vegetarier ist, darf dies keinesfalls auf seine Katze projizieren. Es ist absolut nichts falsch daran, sich selbst so zu ernähren. Der Gedanke dabei ist sehr lobenswert, doch nicht für die Katze. Als Fleischfresser geboren, benötigt sie die Inhaltsstoffe der Beute, die heutzutage in jedem guten Katzenfutter zu finden ist bzw. sein sollte.

> 🐾**Vorsicht**: *Auch die Tierfutterindustrie ist an Profit interessiert. Achten Sie auf den Inhalt des Futters.*

Wenn Sie ein Problem damit haben, Katzen Fleisch bzw. Dosenfutter vorzusetzen, sei es wegen der Konsistenz oder des Geruches, schaffen Sie sich besser einen Hasen an.

Es gibt inzwischen gemäß der Futtermittelindustrie sehr viel „hochwertiges" Trockenfutter, das zur Alleinfütterung geeignet ist. Da dies jedoch keine arttypische Fütterung darstellt, empfinde ich dies nur in Ausnahmefällen für akzeptabel. Davon abgesehen muss die Katze dazu ausreichend trinken, was nicht immer gewährleistet werden kann.

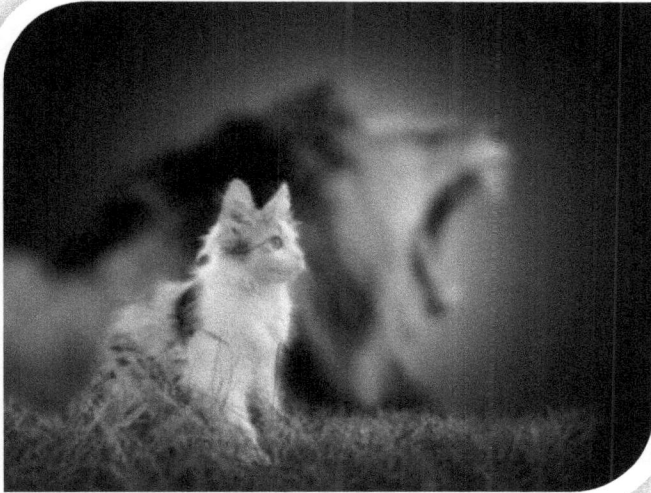

Die Fütterung sollte auf den Wunsch und das Bedürfnis des einzelnen Tieres, und nicht dem Wunsch des Menschen angepasst werden. Nur weil einem Menschen der Geruch von Nassfutter nicht zusagt die Katze zu einer reinen Trockenfutter Ernährung zu zwingen, wenn sie dies nicht will, grenzt an Tierquälerei.

14. Freigänger oder Wohnungskatze? 🐈

Eine Entscheidung, die Sie bereits vor der Anschaffung Ihres neuen Familienmitgliedes treffen sollten, sofern Sie die Wahl haben. Es spricht nichts dagegen, aus einer Wohnungskatze einen Freigänger zu machen, doch niemals umgekehrt.

Versuchen Sie niemals, einen Freigänger zu einer Wohnungskatze zu erziehen und adoptieren Sie niemals einen Freigänger als reine Wohnungskatze. Lassen Sie sich bitte – besonders bei Privatvermittlungen – nichts anderes erzählen. Viele möchten die Tiere einfach nur loswerden und würden Ihnen jegliche Art von Bären aufbinden. Die einzige Ausnahme wie ein Freigänger zu einer Wohnungskatze wird ist: Die Katze entscheidet sich dazu, nicht mehr nach draußen zu wollen. Mögliche Gründe können sein: Schlechte Erlebnisse oder das fortschreitende Alter. Möglicherweise können auch Behinderungen oder Verletzungen dazu führen.

> 🐈 **MERKE**: *Einmal Freigänger – immer Freigänger.*

Doch nun zu der Entscheidung an sich. Prüfen Sie die Gegebenheiten und Möglichkeiten, die Ihr Zuhause bietet. Achtung: nicht nur das ist relevant.

Es ist ebenso von der Rasse, mehr jedoch vom Charakter der Katze abhängig.

Diese Überlegungen können Ihnen helfen:

- 🐾 Wo und wie wohnen Sie? Wohnen Sie in einer Großstadt im 7. OG oder am Feldrand in einem Haus mit Garten?

- 🐾 Haben Sie eine verängstigte oder eine selbstbewusste Katze?

- 🐾 Steckt Ihre Katze voller Tatendrang und Energie?

- 🐾 Käme Ihre Katze draußen zurecht? Gibt es viele andere Katzen in der Nachbarschaft oder eine stark befahrene Straße?

- 🐾 Ist die Katze alleine oder bekommt sie eine Mitkatze?

- 🐾 Möchte oder muss Ihre Katze raus? Einen wilden Bengalen beispielsweise in eine 1-Zimmerwohnung zu sperren macht ebenso wenig Sinn, wie eine total verängstige, anhängliche Katze vor die Tür zu setzen ohne dass sie es möchte.

Wie bei allem im Leben gibt es bei jeder Entscheidung Vor- und Nachteile. Freigänger erfreuen sich selbstverständlich an der ihnen zur Verfügung stehenden Freiheit, der Möglichkeit zu jagen, herumzustreunen oder in der Sonne zu faulenzen. Jedoch birgt die Freiheit viele Gefahren wie ansteckende Krankheiten anderer Katzen, Verletzungen durch Revierkämpfe – auch schlimmer geworden durch die extrem zunehmende Katzenbevölkerung, Ungeziefer, Menge an Autos, rücksichtslose Verkehrsteilnehmer, versehentliches Einsperren in fremden Kellern und Garagen, Umweltverschmutzung (Müll kann versehentlich gegessen werden), Menschen, die Giftköder auslegen oder Tiere einfangen um sie zu quälen, Diebstahl von Rassekatzen und noch einiges mehr.

Wohnungskatzen hingegen haben viel weniger Revier, ein relativ langweiliges, eintöniges Leben und sind von der Mithilfe des Dosenöffners abhängig, dass diese ihnen den Alltag so interessant wie möglich gestalten. Sie sind im Gegenzug (normalerweise) seltener krank und haben um einige Jahre mehr Lebenserwartung, unter anderem auch deshalb, weil sie den Gefahren eines Freiganges nicht ausgesetzt sind.

Sie tendieren zu einer Wohnungskatze? Sind Sie bereit, gleich zwei Tiere zu halten? Sind Sie bereit, genug Toiletten anzuschaffen und diese täglich zu reinigen? Die doppelten Kosten zu tragen? Es macht Sinn, bei Wohnungshaltung gleich darüber nachzudenken, zwei Katzen zu adoptieren oder zu kaufen. Denn später ist eine Vergesellschaftung zwar nicht unmöglich, doch meist um einiges schwerer als gleich zu Beginn zwei Fellnasen aufzunehmen.

Ist die Wohnung groß genug für eine oder zwei Wohnungskatzen? Sind Sie bereit, die Wohnungseinrichtung zu erweitern, so dass Sie der Katze ein möglichst artgerechtes Revier bieten können? Darf die Katze auf Ihre Tische, Schränke, Kommoden und auf die Couch? Körbchen und Decken sind schön, werden aber nicht immer bzw. nicht ausschließlich genutzt.

> **❮MERKE**: *Auch die Freigänger wünschen sich eine Integration im Familienalltag, Aufmerksamkeit und genug katzeneigene Einrichtungsgegenstände. Die Haltung von Freigängern befreit nicht davon.*

Es gibt auch Zwischenlösungen. Ein mit einem Katzennetz gesicherter Balkon beispielsweise, ein speziell eingezäunter Garten oder spezielle Katzengehege bietet auch einer Wohnungskatze viele interessante Reize. Heutzutage gibt es sogar Katzenbalkone für Fenster zu kaufen. Entscheiden Sie möglichst im Sinne Ihres Tieres und auch den Ihnen zur Verfügung stehenden Möglichkeiten.

> **❮MERKE**: *Verurteilen Sie bitte keinen anderen Dosenöffner für seine Entscheidung. Sicher hat dieser aus gutem Grund so entschieden.*

Auch ist es heute keine Seltenheit mehr, Katzen an der Leine spazieren zu führen. Das sollte allerdings von klein Auf beigebracht werden. Einer adulten Katze einfach ein Geschirr anzuziehen und sie nach draußen zu zerren, wird im Normalfall erst einmal in die Hose gehen. Keine Sorge, auch den älteren Herrschaften kann dies beigebracht werden. Doch wie mit allem benötigen Sie Zeit und Geduld. Informieren Sie sich, bevor Sie mir dem Training beginnen.

15. Kastrieren ist Pflicht 🐈

Leider noch nicht überall durchgesetzt, gibt es in manchen Gemeinden bereits eine Kastrationspflicht für Katzen. Es ist zwar schwer nachzuweisen ob ein Dosenöffner seine Tiere kastriert hat, oder nicht. Doch schon aus Liebe zu diesen Tieren sollte dies selbstverständlich sein. Und das nicht nur wegen unerwünschtem Nachwuchs im eigenen Haus, sondern auch außerhalb. Es gibt bereits mehrere Millionen heimatlose Streuner in Deutschland. Und nicht nur bei uns, auch in anderen Ländern steigt die Katzenpopulation stetig an.

Entgegen vieler Meinungen Katzen brauchen niemanden, verenden viele Tiere elendig und unbemerkt im Straßengraben. Ganz einfach ist es für die Samtpfoten nicht. Viele neugeborene, von Menschen ungewollte Kitten[1] werden ausgesetzt ohne auch nur den Hauch einer Überlebenschance zu haben, manche sogar brutal getötet.

Auch bei reiner Wohnungshaltung sollten Sie die Katzen kastrieren. Zum einen kann es immer mal passieren, dass Ihre Katze ausbüchst, und schon ist es passiert. Zum anderen um die Dauerrolligkeit, was sehr unangenehm und gefährlich für die Tiere ist, sowie unerwünschtes Markierverhalten zu vermeiden.

Wie bereits auf Seite 55 angesprochen ist es ein Irrglaube, dass die Katzendamen sterilisiert und die Kater kastriert werden. Auch die Katzendamen werden kastriert. Auf das interessante Thema Kastration, den Unterschied zur Sterilisation und die Folgen bei Nichtkastrieren von Katzen werden wir in einem anderen Schnurrtopia Teil tiefer eintauchen, hier würde es den Rahmen sprengen.

---

[1]**Kitten** = Kätzchen, Katzenjunges, Katzenwelpen

16. Wie viele Katzen? 🐱

Zu diesem Thema gibt es keine Vorgabe. Es heißt, Katzen sind gesellig und benötigen Artgenossen – und doch gibt es Charaktere, die keine anderen Katzen in ihrem Zuhause dulden. Es heißt, Katzen sind Einzelgänger – korrekterweise sind es Einzeljäger – und dennoch benötigen viele Katzen einen Artgenossen. Es gibt verschiedenste Faustregeln wie beispielsweise:

- 🐾 Anzahl Katzen, wie viele Arme man hat
  Denkanstoß: Pro Person im Haushalt?

- 🐾 Anzahl Katzen, wie viele Räume man hat
  Denkanstoß: Wie relevant ist die Größe der Räume und deren Ausrichtung auf die Katze(n)?

- 🐾 gerade Anzahl an Katzen

- 🐾 ungerade Anzahl an Katzen
  Denkanstoß: Was nun? Gerade oder ungerade?

Wie Sie sehen, widersprechen sich einige Punkte der im Umlauf kursierenden Faustregeln, oder sind viel zu schwammig. Es spielen zu viele Faktoren in diese Entscheidung. Schauen wir genauer hin:

Ist die Katze/sind die Katzen Freigänger oder leben sie in reiner Wohnungshaltung? Wie ist Ihr Zuhause aufgebaut? Was bringen fünf Zimmer in der Wohnung, wenn die Samtpfoten aus drei davon permanent ausgesperrt sind? Warum nur eine Katze in einer Einzimmerwohnung, wenn es sich um ein 120m² Loft handelt? Eine Drei-Zimmer-Wohnung bestehend aus Schrägen kann so klein sein, dass kaum Platz für die benötige Katzenausstattung vorhanden ist. Anzahl Arme klingt plausibel, doch leben oft mehrere Personen im Haushalt. Ich fände es wichtiger zu eruieren, wie viel Zeit Sie als Hausbewohner für die Vierbeiner aufbringen können. Sind Sie berufstätig? Wie viel Zeit verbringen Sie zu Hause und wieviel davon haben Sie für die Fellnasen übrig? Sie haben mehr als genug Platz und auch ausreichend Zeit und haben sich für drei Katzen entschieden, doch im Tierheim ist eine eingeschweißte Vierergruppe – wollen Sie diese auseinanderreißen? Ziehen die Katzen gemeinsam ein, oder ist eine Zusammenführung nötig?

Sie sehen, hinter jeder Faustregel gibt es zu viele Möglichkeiten, als dass man dies pauschalisieren kann. Der wichtigste Punkt, der nie übergangen werden sollte: Der Charakter der Katze. Welches Bedürfnis hat diese Samtpfote? Leider entscheiden wir oftmals zu sehr nach unseren eigenen Wünschen und ignorieren dabei das, was vernünftiger wäre.

17. Haben Sie einen Sitter? 🐈

Machen Sie sich vorab Gedanken, wer sich um die Katzen kümmert, wenn Sie in Ihren verdienten Erholungsurlaub fahren möchten, in Reha müssen oder eine mehrtägige Dienstreise ansteht. Das Gleiche gilt auch für kurzfristige Ausflüge über ein „langes Wochenende".

Es heißt oft, dass eine Katze nicht gleich eingeht oder verhungert, wenn sie mal einen Tag und eine Nacht alleine ist. Bei Katzen, die länger als 24 Stunden am Stück nichts essen geht dies auf die Leber, was bei regelmäßigen Vorkommen einer solchen Situation dauerhaft zu Leberschäden führen kann. Glücklicherweise gibt es heutzutage bereits ein großes Angebot an Futterautomaten, die das regelmäßige Füttern alle paar Stunden ermöglichen.

Trotz des Vorhandenseins eines Futterautomaten sollte mindestens alle 24 Stunden jemand nach den Samtpfoten sehen. Zum einen tauscht sich das Wasser nicht von alleine, es könnte zudem beim Toben umgestoßen worden sein und die Katzen sitzen auf dem Trockenen. Zum anderen kann immer mal was mit der Katze selbst sein. Beispielsweise die Katze frisst nicht, bekommt Durchfall oder hat sich verletzt und blutet. So etwas sollte unbedingt beobachtet und ggfs. tierärztlich untersucht werden.

Ebenso ist es möglich, dass eine Katze mit ihren Krallen irgendwo hängen bleibt. Stellen Sie sich vor, das arme Fellknäul müsste mehrere Tage, schlimmstenfalls noch mit einer Verletzung ausharren? Davon abgesehen geraten Katzen die festhängen meistens sofort in Panik und die Möglichkeit, dass beim Versuch sich panisch zu befreien noch Schlimmeres oder gar Endgültiges passiert, ist leider sehr groß.

Haben Sie Freunde und Verwandte, die nach dem Stubentiger schauen, wenn Sie nicht da sind? Falls nicht, gibt es professionelle Katzensitter welche Sie buchen können, die während Ihrer Abwesenheit das Tier in der gewohnten Umgebung versorgen. Besonders bekannt ist die Möglichkeit der Katzenpensionen und Katzenhotels. Bei vielen solcher Einrichtungen wird vorab eine Untersuchung beim Tierarzt, sowie das Auffrischen von Impfungen verlangt. Oft sind diese zu Stoßzeiten, wie beispielsweise Ferien, ausgebucht.

❮Vorsicht: *Bitte keine Katzen kurzzeitig zu Freunden und Verwandten bringen, die ebenfalls Katzen haben. Dies ist Stress für Ihre Samtpfote und die Ihrer Freunde oder Verwandte und kann einen unglaublichen Rattenschwanz an Problematiken in beiden Haushalten mit sich ziehen.*

Natürlich gibt es Katzen, denen ein solcher Tapetenwechsel und das Kennenlernen eines Artgenossen auf Zeit weniger ausmacht oder sogar gefällt. Doch wenn Sie sich nicht 100 % sicher sind, dass dies bei Ihrer Samtpfote der Fall ist, würde ich als Katzensitterin und Katzenpsychologin davon abraten, da ein solcher Umgebungswechsel für viele Minitiger purer Stress ist. Natürlich möchte ich keinesfalls die Kollegen und Kolleginnen der Pensionen schlechtreden, es gibt mit Sicherheit viele tolle Einrichtungen und Betreuer für Katzen, bitte verstehen Sie mich nicht falsch. Ebenso hat das Abgeben einer Katze sicher auch den ein oder anderen Vorteil. Doch prüfen Sie die Pension Ihrer Wahl, bevor Sie Ihren Liebling dort abgeben.

Vorsicht ist auch bei privaten Betreuungen geboten. Oftmals wird mit langjähriger Erfahrung geprahlt, doch mit Nichtwissen geglänzt. Lediglich selbst eigene Katzen zu halten bedeutet nicht automatisch, sich mit Katzen auszukennen. Sie vertrauen Ihr Familienmitglied jemanden an, den Sie möglicherweise nicht kennen, ggfs. benötigt Ihre Katze eine spezielle Versorgung, beispielsweise muss sie Medikamente einnehmen. Ich versetze mich in die Katze und wünsche mir für sie das stressfreieste und zuverlässigste Angebot. So sollten Sie auch versuchen zu denken und entsprechend entscheiden.

18. JA zur Katze! 🐈

Sie haben sich die vielen Punkte durch den Kopf gehen lassen und sind immer noch davon überzeugt, sich einen Miniaturtiger ins Haus zu holen? Eine sehr gute Entscheidung. Denn egal wie viele unangenehme Punkte es auch geben mag oder was es kostet: die Einzigartigkeit, mit Katzen zu leben, wird Sie für alles entschädigen. Die Liebe die diese Tiere zu geben haben, so selbstlos und ehrlich, werden Sie von niemand anderen bekommen. Sie werden lachen, fluchen, weinen und strahlen.

Hier noch ein paar letzte Denkanstöße:

Machen Sie sich bewusst, dass sollten Sie sich für ein Leben mit einer Katze entscheiden, dass Sie die Katze nicht besitzen werden. Für die Samtpfote sind Sie nur der Dosenöffner, ihr Bespaßer und die Putzfrau. Die Katze wird das Sagen in Ihrer WG haben und sich nur bedingt um etwas bitten lassen, nämlich dann, wenn sie Lust dazu hat und das sollte selbstverständlich sein. Sie möchten ja schließlich auch nur etwas machen oder sich anlangen lassen, wann Sie Lust dazu haben, oder?

Ihre Katze wird zwar „Ihr" Haustier sein, doch es ist ein Lebewesen und kein Gegenstand. Sind Sie bereit, sich auf die gleiche Stufe wie das Tier zu stellen? Sind

Sie bereit, dass Fellbündel als vollwertiges Familienmitglied anzuerkennen?

Katzen sind sehr wohl in der Lage, Tricks und Verhaltensweisen antrainiert zu bekommen. Die einen mehr, die anderen weniger. Allerdings nur, und auch das ist logisch und selbstverständlich, wenn sie bereit dazu ist. Möchten Sie ein Tier, welches Sie sicher dressieren können? In den seltensten Fällen bringt die Katze Ihnen die Zeitung oder bellt den Postboten an. Wenn das nicht Ihren Vorstellungen von einem Haustier entspricht, sollten Sie sich überlegen, ob nicht doch ein Hund die bessere Wahl für Sie ist. Es gibt auch viele herrenlose Hunde in unseren Tierheimen, die auf eine 2. Chance auf ein liebevolles Zuhause hoffen und dankbar für ein Dach über dem Kopf wären.

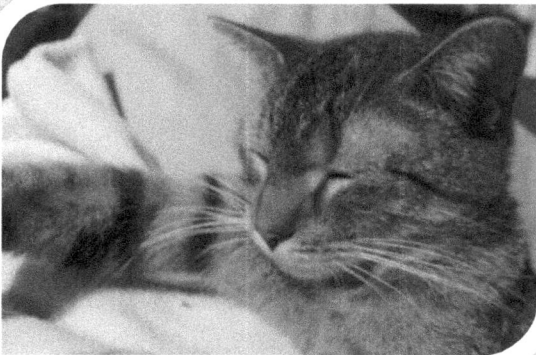

19. Woher nehmen? 🐱

Woher Sie Katzen beziehen können, habe ich in Punkt 9 bereits erläutert. Soll es eine Haus-, Wald- und Wiesenkatze oder eine Rassekatze sein? Möchten Sie eine Samtpfote aus dem Tierheim oder von einem Züchter? Eine adulte Katze oder ein Kitten? Möchten Sie einer kranken Katze ein Platz am Kamin anbieten, einem Senior die letzten Tage ein schönes Zuhause schenken? Möchten Sie eine Katze, die Ihren optischen Wünschen entspricht, oder möchten Sie herrenlosen Tieren ein neues Zuhause schenken? Das müssen Sie selbst entscheiden. Wenn Sie eine bestimmte Rassekatze möchten, bedenken Sie, ob Sie dem Charakter gerecht werden. Das Aussehen sollte nicht der einzige Faktor für Ihre Entscheidung sein.

Der Gedanke, im Tierheim bekommen Sie die Tiere geschenkt, ist wie bereits angesprochen, falsch. Für gewöhnlich ist die Katze aus dem Tierheim tierärztlich durchgecheckt, geimpft, entwurmt und kastriert. Es gibt sogar einzelne Tierheime, die Ihnen das Tier nach Hause bringt und Sie gleichzeitig über die Haltung informiert, zudem Gegebenheiten bei Ihnen anschaut, und/oder Nachkontrollen machen, um zu schauen, wie sich das Tier bei Ihnen eingelebt hat. Leider ist dies nicht die Regel, was unter anderem auch mit der geringen Anzahl freiwilliger

Mitglieder, und somit mit der zur Verfügung stehenden Zeit zu tun hat.

Beim Züchter müssen Sie das Tier kaufen. Das ist natürlich teurer, als private Vermittlungen oder eine Adoption aus dem Tierheim. Die Preise richten sich nach der Rasse und dem Tier, primär nach der Optik und der Rassemerkmale. Informieren Sie sich hier genau, denn manche Rassen bekommen typische Krankheiten durch Überzüchtungen. Hier müssen Sie sich bewusst machen, dass später einige Kosten auf Sie zukommen könnten. Natürlich kann das auch bei einer Tierheimkatze passieren. Denken Sie an die bereits angesprochenen Punkte. Leider ist auch schon vorgekommen, dass kranke Tiere (beispielsweise mit kahlem Bauch) an Unwissende als spezielle Rasse mit natürlichem Rassemerkmal verkauft wurden. Als der Schwindel auffiel, war der Verkäufer über alle Berge.

Schauen Sie mit Bedacht, woher Sie Ihre Katze beziehen. Besonders bei den inzwischen mehrfach angesprochenen Wohnzimmerzuchten, bei denen Katzen nur um schnelles Geld zu machen produziert werden, sollten Sie gut aufpassen. Die Tiere sind oft krank oder bereits Katzen aus Inzucht, was erhebliche gesundheitsschädliche Folgen mit sich ziehen kann. Von der Psyche der Muttertiere abgesehen, die keine Kraft mehr für die Erziehung der Kitten haben, wenn sie wie am Fließband gebären müssen.

Die Gefahr späterer Verhaltensauffälligkeiten liegen an der einzelnen Katze und deren Vergangenheit, der Aufzucht und den Genen, irrelevant ob diese vom Züchter oder aus dem Tierheim kommt. Auch die Lebensumstände der trächtigen Mutter können eine Rolle spielen, doch dazu ausführlicher in einem anderen Schnurrtopia Teil.

20. Zum Schutz der Gesundheit 🐈

Sie entscheiden sich für Kitten? Bitte achten Sie darauf, kein Kitten unter 12 Wochen (absolutes Minimum!), besser sogar 14 oder 16 Wochen, von privat oder vom Züchter an zu nehmen. (Ausnahme: herrenlose Waisen aus dem Tierschutz, die weder Mutter noch Geschwister haben) Diese Zeit ist für die Kleinen besonders wichtig. Warum:

In der 2. – 7. Lebenswoche (sensible Phase) lernen die Kleinen sehr viel für das spätere Sozialverhalten. Sowohl Kontakt zum Menschen, als auch zu anderen Katzen ist in dieser Zeit sehr wichtig. Zwischen den 9.- 14. Lebenswochen circa erfolgen vorwiegend die Erziehung der Mutter und die persönliche Entwicklung, sowie das Erlernen von Grenzen durch die Geschwister. Die Kleinen lernen zusätzlich die körperliche und die emotionale Selbstkontrolle.

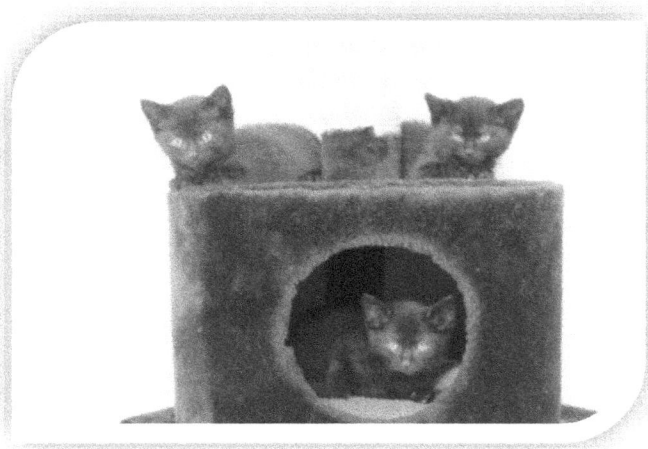

Sowohl für Kitten als auch für die Mutter ist es sehr schlimm, wenn diese vorzeitig voneinander getrennt werden. Es kann später zu Verhaltensauffälligkeiten kommen. Alleiniger Kontakt zu *einem* Geschwisterchen oder *einem* Menschen reicht meist nicht aus um ein optimales Sozialverhalten zu erlernen.

Daher die dringende Bitte:

MERKE: *Finger weg von Anzeigen wie:*
„Kitten - 8 Wochen – abzugeben/ zu verkaufen."

Hier eines von vielen Beispielen – Annoncen, die Sie auf allen Internet Plattformen und auch in Zeitungen zu genüge finden können:

Art:	Britisch Kurzhaar
Alter:	jünger als 8 Wochen
Muttertier kann besichtigt werden:	Ja

Beschreibung

Hallo liebe Katzenfreunde, am 06.03.19. sind unsere kleinen Kätzchen zur Welt gekommen ,von noch ein Kater ,der bereits 3 Wochen alt ist ,zu verkaufen ist .
Bei Interesse können sei uns unter dieser Nummer kontaktieren:

20. Worauf warten Sie noch... 🐈

Jetzt aber nichts wie los, Sie sollten keinen weiteren Tag versäumen, um mit diesen tollen Lebewesen unvergessliche Stunden zu verbringen. Sicher haben Sie nun eine grobe Vorstellung, was Sie erwartet.

Danke, dass Sie sich die Zeit genommen haben, um diese Seiten zu lesen und danke, dass Sie sich vor der Anschaffung Gedanken machen, ob eine Katze der richtige Begleiter für Sie ist. Sie haben damit bereits gezeigt, dass Sie Verantwortung übernehmen möchten, sonst hätten Sie nicht zu diesem Ratgeber gegriffen und das ist die beste Voraussetzung.

Sie werden Ihr Tier finden, oder es findet Sie…

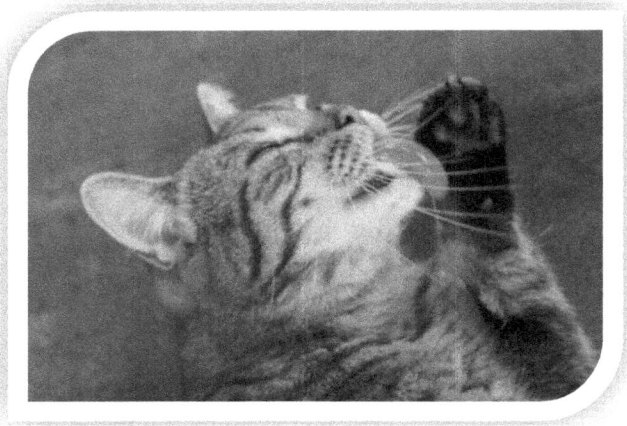

Fortsetzung folgt…

🐈 Hinweis am Ende:

Bitte beachten Sie bei jedem Tipp: Ausnahmen bestätigen die Regel. Warum:

Katzen sind Lebewesen und kein Lebewesen ist wie das andere. Jedes Tier hat seinen Charakter, seine Gene, seine Kindheit, seine Vergangenheit. Was bei dreizehn Katzen der Fall ist, kann bei dieser einen anderen nicht der Fall sein. Auch wir Menschen gleichen uns in Vielem, und doch sind wir alle verschieden. Stimmt's?

Weiterer Hinweis: Alle Angaben sind Richtwerte und Richtlinien. Preisangaben und Quellenangaben gelten für diesen Moment mit dem aktuellen Wissenstand.

Viele weitere Tipps und Hilfestellungen, um es der Samtpfote so angenehm wie möglich bei Ihnen zu machen und was Sie alles beachten sollten, wenn die Katze einzieht, die Katze bereits da ist, sowie viele weitere tolle Themen, stelle ich Ihnen nach und nach in weiteren Schnurrtopia-Teilen vor.

Ich danke Ihnen sowohl für Ihre Aufmerksamkeit, als auch für Ihr Interesse daran, einer Samtpfote ein Zuhause zu schenken.

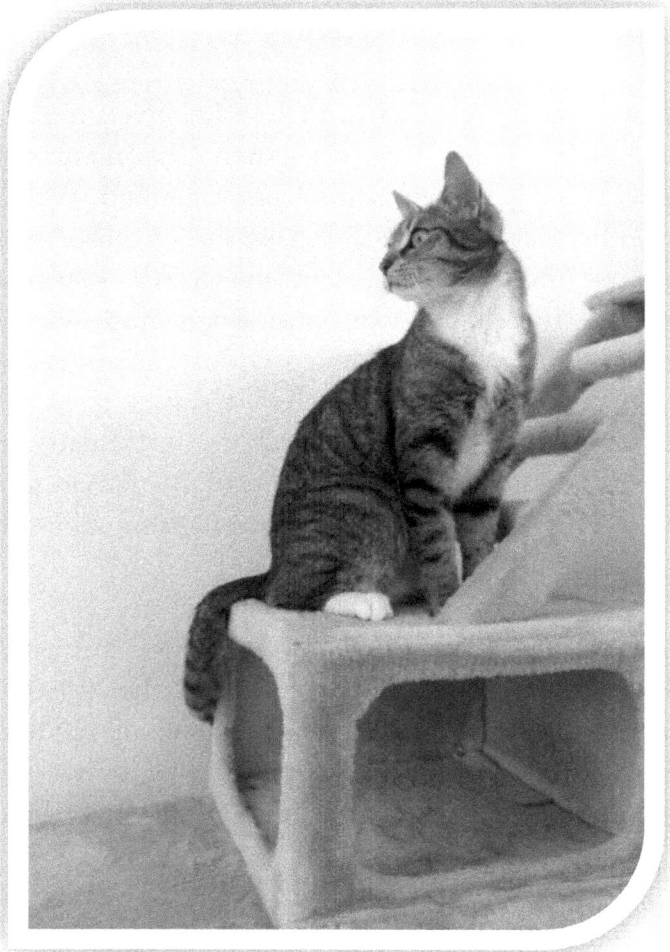

Über Daniela Müller

Daniela Müller arbeitet und lebt in der schönen Pfalz im Umkreis von Deidesheim. Nach vielen Jahren Erfahrung in der Tierhaltung und im privaten Tiersitting gründete sie 2016 ihr Unternehmen Katzensitting DÜW und hat seither viele Samtpfoten mit Leib und Seele betreut. Anfang 2018 qualifizierte sie sich erfolgreich als Katzenpsychologin und erweiterte ihr Angebot auf Hilfe für Katzenhalter, deren Samtpfoten Verhaltensauffälligkeiten zeigen. Mehrere Zeitungsartikel (z. B. in der Rheinpfalz „Es ist und bleibt ein Raubtier", oder die Freizeit Revue „Katzenflüsterin zaubert Knalltrauma weg") sind ein Resultat ihrer Arbeit.

Mehr Informationen über ihren Service:
🐈 www.katzensitting-duew.de 🐈

Mehr Informationen über die Schnurrtopia Reihe:
www.schnurrtopia.de 🐈

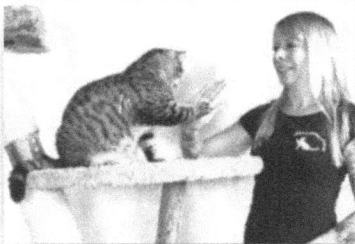

DAS
Freundebuch

für Katzenhalter

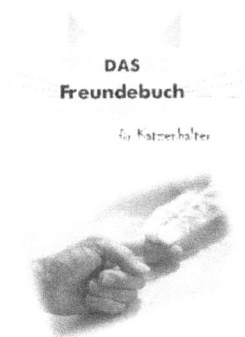

Titel: Das Freundebuch
für Katzenhalter
Dosenöffner unter sich
Autor: Müller, Daniela

ISBN: 9783750461901

In diesem Freundebuch haben 16 Dosenöffner Platz, Fragen über sich und deren Samtpfoten zu beantworten. Jedem stehen sechs Seiten zur Verfügung, wovon je drei Seiten identisch sind, nämlich die Seite(n) für die Katze(n), denn eine Katze kommt selten alleine. So kann jeder Freund Fragen über sich, und über deren Katzen auszufüllen.

Die Seiten sind schlicht in schwarz weiß und schreien danach, von jedem Besucher nach eigenem Geschmack beklebt, bemalt und verziert zu werden. Natürlich darf und sollte der Buchinhaber ebenfalls Fragen zu seinen Katzen beantworten.

Bildnachweis S. 68 – Fotolia - Cat with lion shadow, byrdyak

Quellenangaben:

https://www.netdoktor.de/krankheiten/katzenallergie, 2019

Quelle: *https://de.wikipedia.org/wiki/Katzenallergie, 2049*

Verhoef - Die große Katzen Enzyklopädie, k. A.

Grimm - Katzen würden Mäuse kaufen, 2007

Ziegler – Rohkäppchen, 2016

Herstellung und Verlag:
BoD – Books on Demand, Norderstedt
ISBN 978-3-7431-3815-5

Ingram Content Group UK Ltd.
Milton Keynes UK
UKHW011834070723
424723UK00001B/10

9 783743 138155